Caderno de Dentística

Restaurações Adesivas Diretas com Resinas Compostas em Dentes Anteriores

Série Cadernos de Dentística

Próximos Volumes

- Restaurações Adesivas Diretas com Resina Composta em Dentes Posteriores
- Clareamento Dental
- Restaurações de Amálgama
- Proteção do Complexo Dentina Polpa

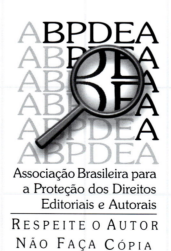

Associação Brasileira para a Proteção dos Direitos Editoriais e Autorais

RESPEITE O AUTOR
NÃO FAÇA CÓPIA

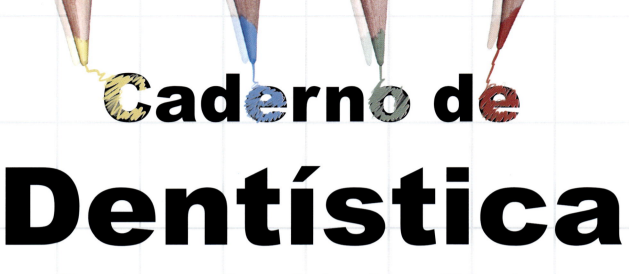

Caderno de Dentística

Restaurações Adesivas Diretas com Resinas Compostas em Dentes Anteriores

Baratieri LN,
Araujo Jr. EM,
Monteiro JR. S e
Vieira LCC

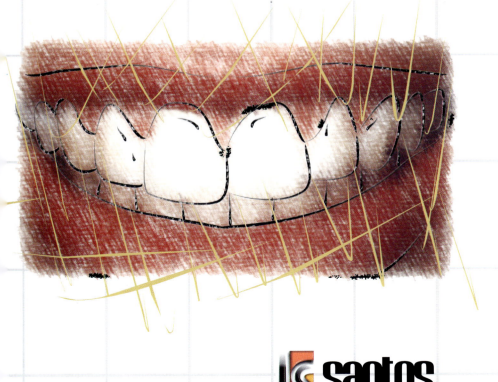

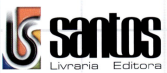

Título do livro: Caderno de Dentística – Restaurações Adesivas Diretas, com Resinas Compostas, em Dentes Anteriores

Revisão de texto: Marilda Ivanov

Diagramação: Luciano B. Apolinário

Design & Capa: Gilberto R. Salomão

©Livraria Santos Editora Com. Imp. Ltda.

1ª edição, 2002
1ª reimpressão, 2002
2ª reimpressão, 2006

Todos os direitos reservados à Livraria Santos Editora Ltda. Nenhuma parte da presente publicação pode ser armazenada, transmitida ou reproduzida, por quaisquer que sejam os meios, sem a prévia permissão do Editor.

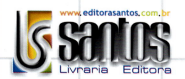

Rua Dona Brígida, 701 – Vila Mariana
04111-081 – São Paulo – SP
Tel.: (11) 5574-1200 – Fax: (11) 5573-8774
E-mail: editorasantos@editorasantos.com.br

Autores

Luiz Narciso Baratieri
- Professor Titular de Dentística da Universidade Federal de Santa Catarina (UFSC) – Florianópolis – SC
- Especialista em Periodontia
- Mestre e Doutor em Dentística pela Faculdade de Odontologia de Bauru – USP
- Responsável pelo Curso de Mestrado em Dentística da Universidade Federal de Santa Catarina – Florianópolis – SC
- Coordenador do Curso de Especialização em Dentística Restauradora da UFSC

Edson Medeiros de Araujo Junior
- Professor Substituto de Dentística da Universidade Federal de Santa Catarina (UFSC) – Florianópolis – SC
- Mestrando do Curso de Pós-graduação em Odontologia – Opção Dentística da UFSC

Sylvio Monteiro Junior
- Professor Titular de Dentística da Universidade Federal de Santa Catarina (UFSC) – Florianópolis – SC
- Mestre em Odontopediatria pela UFSC
- Mestre em Dentística e PhD em Odontologia Preventiva pela Universidade de Indiana – EUA
- Coordenador do Curso de Especialização em Dentística Restauradora da EAP/ABO-SC

Luiz Clovis Cardoso Vieira
- Professor Titular de Dentística da Universidade Federal de Santa Catarina (UFSC) – Florianópolis – SC
- Especialista em Periodontia e Radiologia
- Mestre e Doutor em Dentística
- Professor do Programa de Pós-graduação em Odontologia – Opção Dentística da Universidade Federal de Santa Catarina (UFSC) – Florianópolis – SC

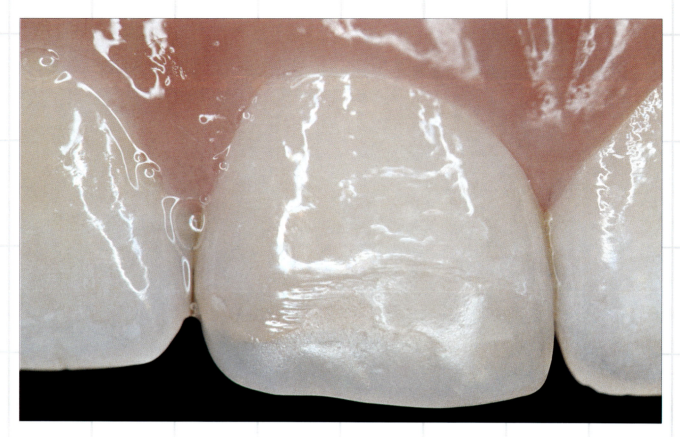

A

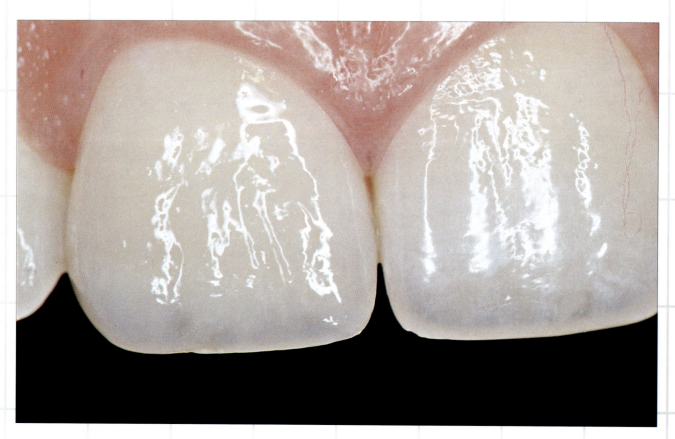

B

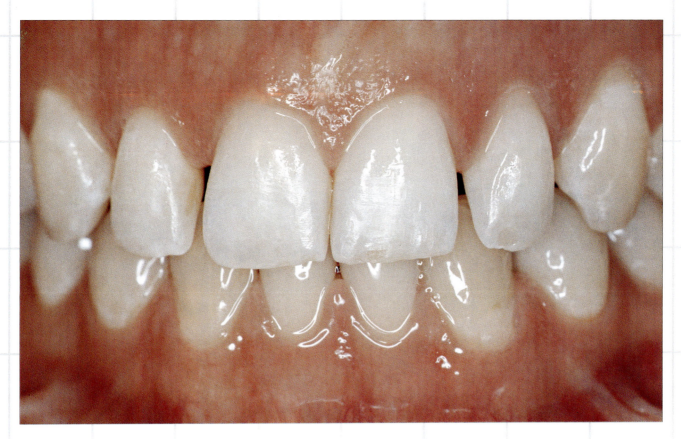

C

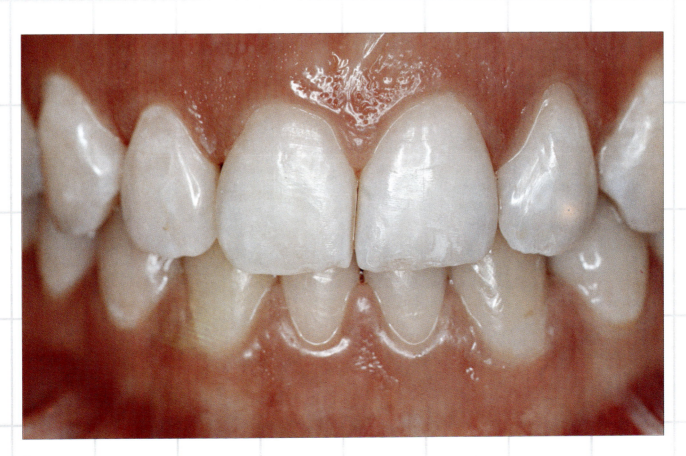

D

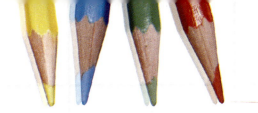

Agradecimentos

Para escrevermos e produzirmos essa série de "Cadernos de Dentística" contamos, como sempre, com a colaboração de inúmeras pessoas. Sem a ajuda delas a nossa tarefa teria sido muito mais difícil, ou mesmo impossível; assim sendo, gostaríamos de, mais uma vez, agradecê-las e desejar-lhes tudo de bom. São as seguintes essas pessoas:

- Nossas esposas, filhos e namorada.
- Os alunos do curso de mestrado em Dentíistica da Universidade Federal de Santa Catarina – Florianópolis (SC) (Alfredo Meyer Filho, Edson Medeiros de Araujo Junior, Elaine Auxiliadora Vilela Maia, Gilberto Müller Arcari, Guilherme Carpena Lopes, Luis Antônio Fellipe e Miriam Marly Becker.
- A secretária das disciplinas de Dentística da UFSC – Sra. Mariléa Terezinha de Souza.
- Ao ex-chefe do Departamento de Estomatologia da UFSC – Dr. Gilsée Ivan Régis Filho.
- A secretária da clínica privada – Rosangela Fátima da Silva.
- As atendentes da clínica privada – Terezinha Inácio Pires e Luciane Salete Vieira.
- Ao nosso querido Ronaldinho (Richard Washington Silva).
- Aos demais professores das disciplinas de Dentística da UFSC: Prof. Cleo Nunes de Sousa, Prof. Cezar Alves de Andrade, Prof. Dr. Élito de Araújo, Prof. João Roberto Sanford Lins, Prof. Dr. Mauro Amaral Caldeira de Andrada.
- Ao Sr. Rui Santos – editor e velho amigo.

Enfim, gostaríamos de agradecer a todos aqueles que, de uma forma ou de outra, nos ajudaram a tornar possível a realização de mais esse sonho. Que Deus nos proteja e que sejamos felizes.

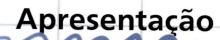

Apresentação

Essa série de "Cadernos de Dentística" foi especialmente planejada e desenvolvida com a ajuda dos alunos do Curso de Mestrado em Dentística da Universidade Federal de Santa Catarina – Alfredo Meyer Filho, Edson Medeiros de Araujo Junior, Elaine Auxiliadora Vilela Maia, Gilberto Müller Arcari, Guilherme Carpena Lopes, Luís Antônio Felippe, Miriam Marly Becker – para permitir aos estudantes um acesso menos oneroso, mais rápido, fácil e seguro, a algumas informações recém-disponibilizadas dentro da Dentística, à nossa vasta experiência dentro dessa área e a um bom método para auxiliá-los a superarem dificuldades.

Esses "Cadernos" não devem ser vistos como a última palavra ou algo mágico e salvador, e, sim, como um complemento à sua formação, mesmo, e principalmente, se você encontrar neles informações que se chocam com aquelas que recebeu ou tem recebido na sua Universidade. Assim você poderá, cedo, saber que existem pessoas trabalhando em diferentes lugares, que fazem trabalhos muito parecidos, mesmo utilizando métodos diferentes. E ninguém precisa brigar por isso.

Antes de você iniciar a leitura da parte técnica desse Caderno, aconselhamos que leia, atentamente, os Cadernos anteriores, e que procure resolver as questões neles inseridas. Embora você possa ler apenas esse, todos os Cadernos dessa série foram estruturados de forma interdependente. Dessa maneira, as informações disponibilizadas nos anteriores poderão ser imprescindíveis para que você entenda melhor este e os subseqüentes, e assim possa ter um melhor aproveitamento. Algumas vezes você terá, inclusive, que voltar a conferir as informações contidas em um, ou mais de um, dos Cadernos anteriores para prosseguir a leitura desse. Da mesma forma, procure nunca avançar para os estágios subseqüentes, sem ter entendido a etapa que você estiver lendo. Intencionalmente, deixamos algumas páginas em branco para que você possa, de tempo em tempo, atualizá-lo ou inserir nele diferentes informações sobre o mesmo assunto.

Independentemente de qualquer possível conflito que esses "Cadernos" possam representar para a sua formação, esperamos que você possa aproveitá-los e ter prazer em ler cada um deles. Na verdade, os escrevemos com o objetivo de ajudá-lo a tornar os seus sonhos realidade. Mas para isso ser possível, você precisa, primeiro, ter "sonhos", acreditar neles e trabalhar muito para vê-los realizados.

Felicidades!

Luiz Narciso Baratieri

Dedicatória

A. "Você ainda é um estudante"?
B. "Eu espero, eu devo ser um estudante até o fim dos meus dias".

The Cherry Orchard, I
Anton Chekhov

Este "Caderno" é dedicado a todos os estudantes, independentemente da idade ou do lugar no qual estudem ou tenham estudado.

Sumário

1. Introdução 1
2. Tipos de restaurações 2
3. Indicações das restaurações adesivas diretas em dentes anteriores 2
4. Alguns fatores que dificultam a obtenção de excelência estética em restaurações adesivas diretas em dentes anteriores 3
5. Algumas "sugestões" para facilitar a obtenção de "excelência estética" em restaurações adesivas diretas em dentes anteriores 4
6. Diagnóstico e planejamento 9
7. Seleção das resinas compostas 10
8. Seleção da cor 13
9. Protocolo clínico 18
10. Casos clínicos 36
11. Comentários finais 105
12. Conclusões 106
13. Bibliografia consultada 107
14. Atualize seu caderno 110
15. Fixando o conhecimento 114
16. Respostas 127

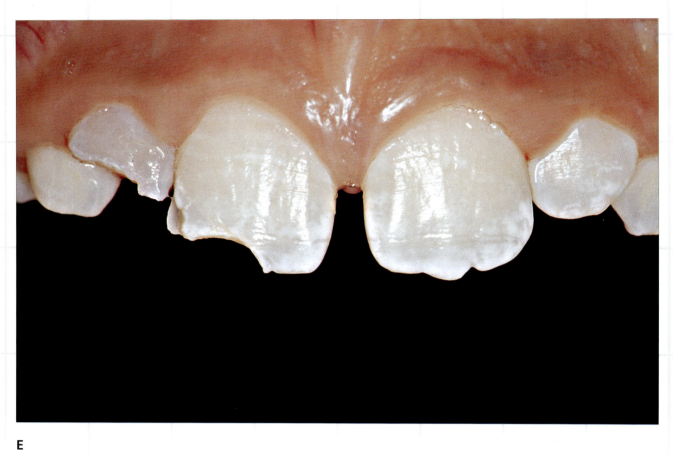

E

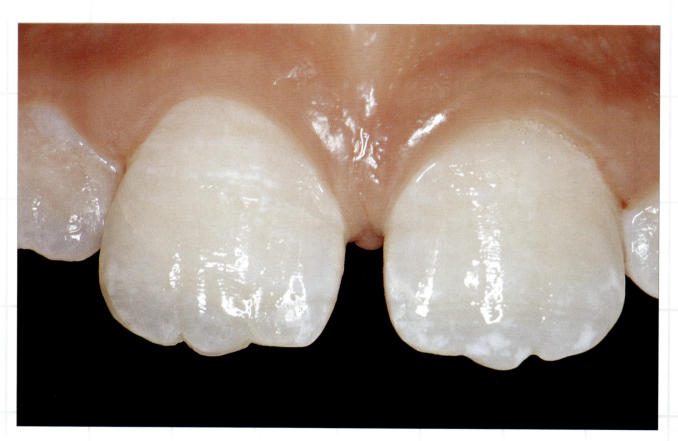

F

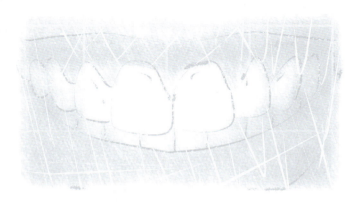

1. Introdução

Os novos conhecimentos disponíveis sobre a cárie dental,[13,57,58,59] especialmente aqueles referentes à possibilidade de se evitar novas lesões, retardar, ou mesmo, reverter as lesões já existentes, mudaram definitivamente os rumos da Odontologia Restauradora. Nesse mesmo sentido, a técnica do condicionamento ácido do esmalte/dentina,[12,33,69] os modernos e potentes sistemas adesivos atuais e as substanciais melhorias das resinas compostas de uso direto têm possibilitado a execução de restaurações adequadas do ponto de vista biológico, estético e funcional, tanto em dentes anteriores[4-9,18,21-23,27,29,35,36,39-41,46,51] quanto em posteriores.[6,10,18,42,44,45,48,62]

Estas restaurações, quando executadas de acordo com as indicações e em pacientes que participam de um programa de promoção de saúde adequado, além de propiciarem economia de tecido dental sadio e reforçarem a estrutura dental remanescente,[65] poderão apresentar um tempo de vida útil ilimitado. Todavia, dependendo de uma série de fatores, como por exemplo o tipo de paciente, o tipo de material, o profissional, a amplitude da lesão e as condições em que elas são inseridas, as restaurações poderão apresentar uma longevidade média da ordem de 5 a 10 anos.[34]

> **Direto ao ponto**
> A determinação e o treinamento árduo são capazes de promover nas pessoas transformações inimagináveis.

Desde já, não esqueça, não existem fórmulas mágicas nem atalhos a serem seguidos para que consigamos obter bons resultados com essas restaurações. Tampouco você deverá acreditar que apenas alguns profissionais são capazes de executá-las. Na verdade, para que possamos realizá-las da melhor maneira possível, são indispensáveis conhecimentos básicos sobre o assunto e muito treinamento. Inicialmente, o treinamento deverá ser feito na pré-clínica e sob supervisão de um profissional preparado. *A determinação e o treinamento árduo são capazes de promover, nas pessoas, transformações inimagináveis.* Muitos estudantes e jovens profissionais que, inicialmente, pensam "não terem nascido para a profissão" se surpreendem ao verem os seus próprios resultados. Ou seja, não desanime se os seus primeiros resultados não forem aqueles que você esperava, tampouco você deverá desanimar se eles demorarem um pouco mais para aparecerem. Neste caderno vamos tratar, apenas, de alguns tipos de restaurações adesivas diretas em dentes anteriores e tentar ajudá-lo a vencer as suas limitações. Outros tipos de restaurações serão abordados em outros Cadernos.

2. Tipos de restaurações

Para que você possa entender melhor os procedimentos restauradores a serem descritos neste e nos Cadernos subseqüentes, é importante que você entenda que existem, atualmente, duas categorias básicas de restaurações: **as tradicionais e as adesivas.**

As adesivas envolvem o uso de uma técnica para condicionar os substratos de esmalte/dentina e, subseqüentemente, o uso de um potente sistema adesivo/cimento resinoso para uni-las ao remanescente dental. Elas podem ser divididas em: **diretas, semidiretas** e **indiretas**.

Restaurações adesivas diretas: consistem apenas de procedimentos intrabucais e requerem, geralmente, uma única sessão clínica.

Restaurações adesivas semidiretas: incluem procedimentos intra e extrabucais para produzir restaurações adesivas em consultórios, geralmente, também envolvendo apenas uma única sessão clínica. Elas também podem ser confeccionadas com o auxílio de um computador (tecnologia CAD-CAM).

Restaurações adesivas indiretas: requerem mais de uma sessão clínica e o auxílio de um laboratório dentário ou da tecnologia CAD-CAM.

As restaurações também podem ser classificadas de acordo com o tipo de material empregado na sua confecção em: **metálicas, mistas e livres de metal.**

Bons resultados podem ser obtidos independentemente da escolha do tipo de restauração; todavia, a opção por um dos diferentes tipos nem sempre é simples e fácil. Inúmeros fatores concorrem para tal, desde a amplitude do defeito a ser restaurado até a preferência pessoal do operador. Ao optar por um dos diferentes tipos o operador deverá estar ciente que essa é a melhor opção de tratamento. As restaurações diretas, sobre as quais iremos abordar neste Caderno, geralmente, são mais indicadas quando o defeito é pequeno, supragengival e envolver, preferencialmente, um ou poucos dentes. Elas também podem ser, eventualmente, confeccionadas com sucesso em dentes que apresentam discreta alteração de cor. Portanto, para que você não crie barreiras e consiga realizá-las da melhor forma possível, comece pelas mais simples. **Não queira fazer logo no início da sua carreira aquilo que nós professores, e profissionais mais experientes, levamos anos para aprender. E, mesmo assim, muitas vezes, sofremos bastante para alcançarmos bons resultados.**

3. Indicações das restaurações adesivas diretas em dentes anteriores

Restaurações adesivas diretas com resinas compostas, na região anterior, podem envolver apenas uma pequena e específica parte, toda a superfície vestibular, toda a superfície palatal ou, eventualmente, a cobertura total de um ou de vários dentes. Todavia, conforme já salientado no item anterior, elas são mais indicadas quando o defeito é pequeno, supragengival e envolver, preferencialmente, um ou poucos dentes. Elas podem ser executadas:

➤ em função da presença de lesões cariosas primárias **(tradicionalmente designadas de Classes III, IV e V)**;
➤ em função da presença de restaurações que precisam ser substituídas;
➤ em função da perda não cariosa de tecido dental sadio **(fraturas de ângulos, abrasão, erosão, atrito e abfração)**;

- para corrigir/alterar a cor de uma parte ou de todo o dente, tanto em casos de um único dente como em de vários dentes;
- para corrigir a posição de um ou vários dentes;
- para corrigir/alterar a forma de um ou vários dentes;
- para corrigir/alterar a proporção largura/comprimento, de um ou vários dentes;
- para reduzir e/ou fechar espaços (diastemas); e
- para colar fragmentos de dentes.

Neste Caderno vamos nos ater apenas:

- às restaurações das superfícies proximais, de dentes anteriores, que foram envolvidas por lesões cariosas primárias (tradicionalmente designadas de Classe III);
- às restaurações das superfícies vestibulares e linguais, de dentes anteriores, que foram envolvidas por lesões cariosas primárias e lesões cervicais não-cariosas;
- às restaurações de dentes anteriores fraturados; e
- à redução e/ou fechamento de diastemas em dentes anteriores.

4. Alguns fatores que dificultam a obtenção de excelência em restaurações adesivas diretas em dentes anteriores

- O fato de haver uma grande variedade de marcas comerciais e diferentes cores de resinas de uso direto disponíveis, pode, algumas vezes, dificultar a escolha do melhor e mais completo sistema restaurador disponível, tanto por parte de profissionais experientes como, especialmente, por parte dos estudantes;
- o fato de as resinas de uso direto apresentarem desvantagens inerentes, como instabilidade de cor, desgaste e contração de polimerização,[52,60] pode resultar em restaurações de curta longevidade;[1]
- o fato de alguns dos protocolos, comumente recomendados para a execução dessas restaurações serem confusos e mistificarem, em demasia, a necessidade de extrema habilidade manual por parte de estudantes e profissionais;
- o fato de a maioria dos profissionais, em todo o mundo, trabalhar com um tempo predeterminado para executar cada tipo de procedimento (com a socialização da Odontologia, que ocorre em muitos países, inclusive no Brasil, esse tempo tem sido cada vez menor);
- o fato de a execução dessas restaurações exigir conhecimentos básicos, muito treinamento prévio e boa dose de senso artístico; e
- o fato de a arte, na maioria das vezes, ser incompatível com a rapidez:

Em função dessas dificuldades e das melhorias alcançadas por outros sistemas restauradores,[22,53,56] as restaurações semidiretas ou indiretas, com resinas[22] ou porcelanas[56] têm ganhado cada vez mais a preferência dos profissionais.[15] Porém, em função do custo mais elevado que elas apresentam e da falta de disponibilidade de bons técnicos em vários centros, acreditamos que as restaurações diretas, embora não possam ser consideradas substitutas universais das restaurações indiretas, continuarão, por muitos anos, sendo as preferidas pela maioria dos profissionais.

5. Algumas "SUGESTÕES" para facilitar a obtenção de "excelência estética" em restaurações adesivas diretas em dentes anteriores

▶ Nunca se esqueça: "As mãos só são capazes de reproduzir aquilo que os olhos são ou foram capazes de ver". Ou seja, antes de tentar esculpir dentes naturais, certifique-se, várias vezes, que você é capaz de visualizar neles os múltiplos e complexos detalhes que concorrem para formá-los. Uma boa alternativa, mesmo para os mais experientes, é, toda vez que for examinar um dente, procurar visualizar os detalhes de forma, textura, contornos e colorações que o compõem. Repetir várias vezes o exercício de observação e, então, tentar desenhar o dente e os seus diferentes detalhes. Outra ótima forma para se aprender é repetir os desenhos em dias diferentes e confrontá-los para verificar se algum detalhe não foi deixado de lado. Também é extremamente importante a observação dos dentes por vários ângulos. A simples mudança do ângulo de observação pode revelar ao observador imagens nunca imaginadas (veja, por exemplo, as Figs. 1A, 1B e 2A e B que foram intencionalmente executadas a partir de diferentes ângulos de visão). Esses exercícios são fundamentais para que os estudantes e profissionais criem memórias sobre os dentes e os detalhes que os compõem. Veja agora, com muita atenção, o desenho (Fig. 3) referente ao dente visto nas figuras 1A, 1B, 2A, 2B. Compare o desenho com as imagens do dente natural e tente verificar se algum detalhe importante não foi reproduzido no desenho; não deixe de dar atenção a essas figuras. Se você olhou atentamente as figuras citadas, então conseguiu verificar que um pequeno detalhe não foi reproduzido no desenho da figura 3. Agora, veja o desenho da figura 4 e comprove a presença do detalhe que não havia sido duplicado.

> *"Um artista deve ter os seus próprios instrumentos de mensuração. Não na mão, mas no olho".*
>
> Michelangelo

▶ Não se esqueça: "A arte, geralmente, é incompatível com a pressa (rapidez)". Assim sendo, as restaurações estéticas também necessitam de um diagnóstico e planejamento do ponto de vista estético. No nosso entendimento, isso também equivale a dizer que elas não devem ser feitas em sessões de emergência, embora, eventualmente, também possam. Evite improvisações. Uma boa alternativa, sempre que possível, é executar um ensaio restaurador.[5,8] Para tal, deverão ser utilizadas resinas e cores iguais às serem empregadas na restauração "definitiva", com a única diferença que o ensaio restaurador não é unido ao dente por procedimentos adesivos. Ele serve para dar, ao profissional e paciente, uma noção mais clara sobre o resultado mais provável a ser obtido. Nunca se esqueça que o paciente não é capaz de ver através da experiência do profissional que irá atendê-lo. A confecção do ensaio restaurador pode parecer, para os mais jovens, perda de tempo, todavia, no nosso entendimento ele é um dos mais fortes aliados para obter a excelência. Para evitar perda de tempo, o ensaio restaurador deve ser feito nas sessões de planejamento. As figuras 5 a 8 mostram um caso em três etapas diferentes: a figura 5 representa o pré-operatório; a figura 6, o dente com o ensaio restaurador; a figura 7, o ensaio restaurador sendo retirado, e a figura 8, o caso finalizado. Observe que não há grandes diferenças entre a etapa do ensaio e a final.

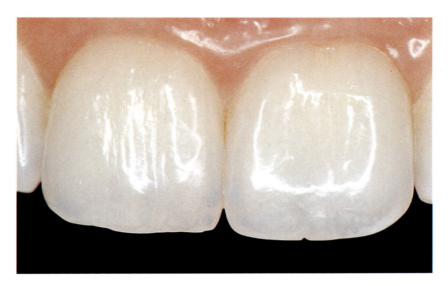
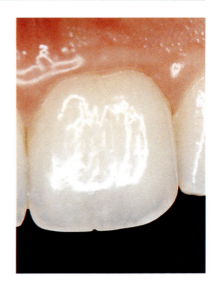

Fig. 1A Fig. 1B

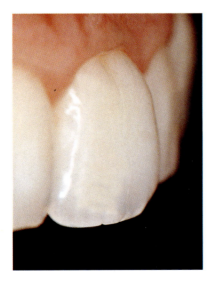
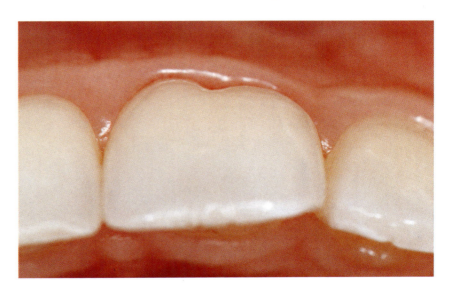

Fig. 2A Fig. 2B

Fig. 1A – Visão frontal dos incisivos centrais superiores de uma paciente jovem. A visão frontal dá a sensação que os dois dentes apresentam área plana totalmente diferente, com o predomínio de um aspecto "quadrado" na área plana do incisivo esquerdo. Nessa visão, a região do terço incisal de ambos os dentes parece ter formato e tamanho semelhantes. Atente para os "desenhos das áreas translúcidas" e o "halo opalescente no rebordo incisal".

Fig. 1B – Num "close-up" do incisivo esquerdo pode-se ter uma melhor noção da forma e do tamanho da "área plana". Observe as "áreas foscas" nessa mesma região. Observe, ainda, a região do terço incisal com destaque para a "dentina" que, como "dedos", penetra no esmalte incisal definindo a região dos mamelões. Todos esses detalhes variam de dente para dente, em indivíduos diferentes, mas, geralmente, são muito parecidos em dentes do mesmo indivíduo. Agora, volte a observar as figuras 1A e 1B e dê atenção especial à região cervical junto à margem livre da gengiva.

Figs. 2A e 2B – Numa visão de viés e por incisal pode-se perceber, nitidamente, o detalhe cervical em forma de "cunha" profunda, que contribui, enormemente, para definir a beleza de forma e superfície desse dente. Esse detalhe é pouco percebido na visão frontal. Nesses ângulos também é possível a constatação do "halo opalescente" incisal.

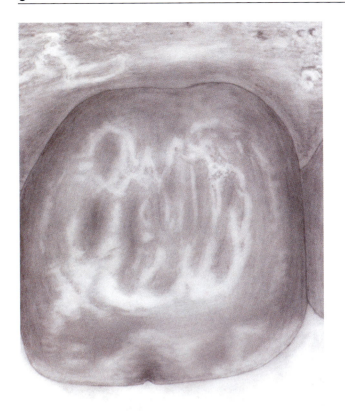
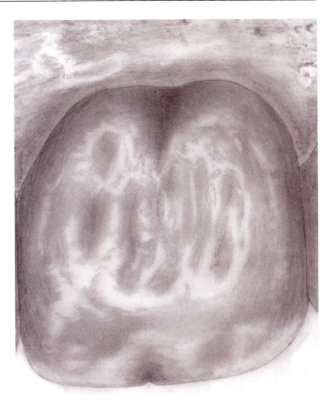

Fig. 3

Fig. 4

Fig. 3 – Este desenho foi executado a partir da visão da fotografia 1B. Dessa maneira, o detalhe cervical em forma de cunha foi "amenizado".

Fig. 4 – Por outro lado, este desenho foi executado a partir das observações das figuras 1A, 1B, 2A e 2B. Assim sendo, todos os detalhes de forma, textura e contorno puderam ser reproduzidos. Verifique que na "região da área plana" existem detalhes superficiais (sulcos) que eram vistos como sombras nas figuras 1A e 1B. Para melhor percepção desses detalhes durante o exame clínico, é aconselhável colocar o dedo indicador na região cervical dos dentes. Esse artifício permite criar sombras que "revelam" melhor os detalhes superficiais.

▶ Um outro aspecto que julgamos MUITO importante salientar diz respeito ao fato que não precisamos concluir muitas dessas restaurações na mesma sessão clínica. Na verdade, as etapas mais difíceis e desafiadoras na confecção de restaurações adesivas diretas são aquelas referentes à determinação dos detalhes de forma, contorno e textura de superfície e o polimento final. Infelizmente, essas etapas são realizadas no final da sessão clínica, quando o operador e o paciente já estão cansados. Ao transferirmos a realização dos detalhes finais para um outro dia, isso permite que os nossos olhos descansem e sejam capazes de perceber sutilezas não percebidas num primeiro momento. O paciente também poderá nos auxiliar e nos orientar nas correções a serem executadas.

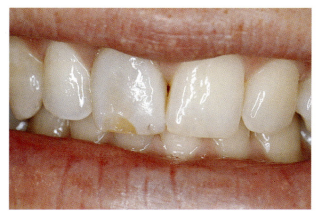
Fig. 5

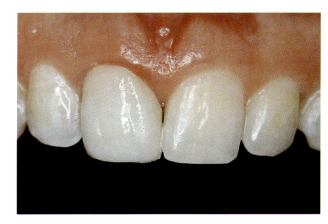
Fig. 6

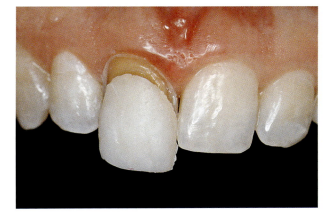
Fig. 7

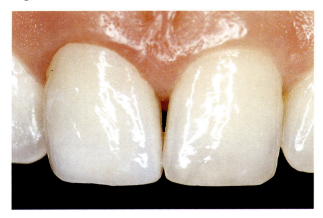
Fig. 8

Fig. 5 – Aspecto clínico que destaca a presença de uma restauração fracassada no incisivo central direito superior. Observe a cor acinzentada e a fratura da restauração na região do terço incisal.
Fig. 6 – Após a remoção da restauração fracassada, uma "restauração de diagnóstico" foi executada para a definição das resinas, cores, forma e dos detalhes superficiais.
Fig. 7 – A "restauração de diagnóstico" pode ser facilmente removida porque os substratos de esmalte e dentina não são condicionados. Observe o deslocamento da mesma, no sentido incisal.
Fig. 8 – Aparência da restauração "definitiva". Observe que não há muita diferença entre ela e a "restauração de diagnóstico".

➤ Nos casos mais desafiadores em relação a cor e nuances de translucidez, evite usar o dique de borracha. O dique, embora possa ser considerado um dos maiores aliados dos estudantes e profissionais, acelera e aumenta a desidratação dos dentes, e isto faz com que eles fiquem mais brancos e opacos (com valor elevado). Como a execução dessas restaurações implica, na maioria das vezes e para a maioria dos profissionais e estudantes, um tempo de atendimento prolongado, o valor dos dentes vai aumentando com o passar do tempo e isto dificulta a percepção de pequenas sutilezas, mesmo com a execução prévia do ensaio restaurador. **Não usar o dique de borracha não significa não executar um bom isolamento do campo operatório.** Nesses casos, é recomendável o uso de um fio retrator dentro do sulco gengival, roletes de algodão e um bom sugador de saliva. Expansores labiais do tipo horizontal são ótimos dispositivos para facilitar acesso e visibilidade ao campo de trabalho. Também é recomendável, de tempo em tempo, com o auxílio de uma gaze molhada, umedecer os dentes adjacentes.

➤ Procure conhecer e dominar o uso de, no mínimo, duas marcas comerciais de resinas: uma micro-híbrida e outra de micropartículas. Desde o início, tente priorizar estojos que apresentam uma boa variedade de cores e resinas com diferentes graus de translucidez. Não se esqueça que é necessário gastar muito tempo para desvendar os "segredos" de cada marca comercial de resina composta. Portanto, quando você os descobrir, procure tirar o máximo de proveito disso. Não se esqueça, também, que ao mudar de marca comercial você terá que percorrer, novamente, outro longo caminho para descobrir os novos segredos. Como a maioria das resinas compostas atuais são muito parecidas em propriedades físicas, priorize, inicialmente, aquela que o seu professor já conhece e domina. Converse com ele sobre isso.

> **Direto ao ponto**
> Um bom método pode ser tão ou mais importante que o talento

➤ Se você **não se julga habilidoso o suficiente** e por isso desistiu ou pretende desistir de fazer restaurações diretas nas situações mais desafiadoras ou acha que não será capaz de fazê-las, nunca se esqueça que uma boa dose de conhecimentos básicos aliada à determinação e a um bom método de treinamento são capazes de fazer com que mente, olhos e mãos adormecidas acordem, unam-se, e juntos, façam verdadeiras obras-primas. Um bom método pode ser tão importante ou mais que o talento. Em Odontologia Restauradora Direta, não existe mágica nem atalho que supere a determinação e a escolha de um bom método de treinamento prévio. Você pode, inclusive, fazer uma analogia com o futebol, um esporte tão praticado no nosso país, e lembrar, por exemplo, que o capitão da nossa seleção na jornada em que ela ganhou o quarto título mundial, havia, alguns anos antes, sido considerado um jogador medíocre. Os críticos referiam-se a uma era de descrédito e decadência do nosso futebol, como uma era que levava o nome desse jogador. Todavia, a determinação e o treinamento intensivo, aliados certamente a algum talento, fizeram dele um dos maiores vencedores da história do nosso futebol. Não um artista, mas um grande vencedor. Por outro lado, quantas histórias de "artistas da bola" que fracassaram por falta de determinação, você já não escutou?

> *"O artista não é nada sem o dom, e o dom não é nada sem trabalho.*
> Emile Zolla

➤ A disponibilidade de instrumentos adequados e bons materiais pode facilitar, sobremaneira, a execução de muitos procedimentos. Todavia, por outro lado, um número exagerado de instrumentos e materiais pode dificultar e inviabilizar muitos procedimentos. Poucos e bons instrumentos são, geralmente, suficientes.

6. Diagnóstico e planejamento

Essa etapa é, provavelmente, uma das mais importantes e imprescindível para a obtenção de excelência. Idealmente, ela deve anteceder o protocolo clínico, embora também possa, em situações muito especiais, fazer parte dele. Todavia, é muito importante registrar que o protocolo, o qual será descrito mais adiante, não deverá ser colocado em prática sem que essa etapa seja, minuciosamente, cumprida. Nenhum tipo de tratamento poderá ter êxito sem o estabelecimento de um diagnóstico correto e um planejamento adequado.

Em relação ao diagnóstico das lesões cariosas primárias e as diferentes possíveis decisões de tratamento, gostaríamos de reforçar algumas colocações em relação, especificamente, às lesões cariosas localizadas nas superfícies proximais dos dentes anteriores (tradicionalmente designadas de Classe III). O diagnóstico delas é, em geral, dificultado pela presença do dente adjacente e pelas diminutas dimensões dessas superfícies. Essas lesões podem, dependendo do estágio em que forem descobertas, estar restritas ao esmalte ou já terem alcançado a dentina. Em ambas as situações, elas poderão estar em atividade ou se encontrarem estacionadas. Estando em atividade, o processo evolutivo delas poderá ser **extremamente lento**, **lento** ou **rápido**.

> **Direto ao ponto**
> Nenhum tipo de tratamento poderá ter êxito sem o estabelecimento de um correto diagnóstico e adequado planejamento.

As lesões estacionadas não necessitam de intervenção restauradora. As lesões ativas, em esmalte, também não necessitam de intervenção restauradora. Algumas lesões ativas, que já alcançaram a dentina, também poderão não necessitar de intervenção restauradora. Assim sendo, duas etapas igualmente importantes passam a ser necessárias: **como encontrar as lesões e como diferenciá-las.**

As lesões incipientes, em esmalte, ativas ou estacionadas, geralmente não dão imagem radiográfica. Todavia, eventualmente, poderão dar imagem radiográfica quando o ângulo de incidência dos raios X e a espessura do esmalte forem favoráveis. Poderão também ser encontradas quando houver suspeita da presença delas, e o profissional, intencionalmente, promover a separação dental. Ou ainda, quando o profissional for preparar uma cavidade em um determinado dente, e através da cavidade criada visualizar a lesão no dente adjacente.

As lesões incipientes ativas são, geralmente, brancas, opacas e cobertas por biomassas. Por outro lado, as lesões estacionadas podem ser brancas, pardas ou escuras. Em geral, a superfície delas é limpa e brilhante. Recentemente, foi demonstrado que lesões cariosas ativas em superfícies proximais estão associadas a sangramento gengival durante a sondagem periodontal.[25]

Persistindo dúvida quanto ao diagnóstico do estado evolutivo ativo ou estacionado das lesões, a decisão de "tratamento" deverá ser postergada, especialmente se ela for do tipo restauradora. Assim sendo, o paciente deverá ser orientado em relação à presença da lesão e ser submetido a um regime de promoção de saúde de acordo com as suas necessidades particulares. Ele deverá ser mantido sob observação vigilante, até que as dúvidas possam ser desfeitas e a melhor decisão de tratamento possa ser tomada.

As lesões cariosas proximais com extensão dentinária e visíveis radiograficamente, embora com freqüência sejam ativas, também poderão estar estacionadas. Uma única radiografia é insuficiente para determinar o estado evolutivo dessas lesões. No mínimo duas radiografias, com intervalo de um a dois anos, são geralmente necessárias. Muitas vezes, intervalos maiores poderão ser necessários. A separação dental com o auxílio de anéis elástico geralmente possibilita a visão direta dessas lesões e permite a comprovação da presença de cavitação. **Apenas as lesões cavitadas deverão ser submetidas a procedimentos restauradores. Todavia, idealmente, a decisão restauradora só deve ser tomada após a obtenção de uma segunda radiografia que comprove o estado evolutivo ativo da lesão.**

O diagnóstico da presença de lesões cariosas primárias que envolvem o ângulo incisal ou a superfície livre vestibular é, substancialmente, facilitado pela localização dessas lesões, não obstante a identificação do estado evolutivo, especialmente em relação às lesões localizadas na região cervical das superfícies livres vestibular e/ou lingual/palatal, nem sempre é fácil. Dessa forma, tanto o diagnóstico como a decisão de tratamento também deverão, necessariamente, levar em conta o estado evolutivo das lesões. Essas lesões também poderão estar confinadas apenas ao esmalte ou estar envolvendo a dentina. Em ambas as situações, elas poderão ou não se encontrarem cavitadas.

> **Direto ao ponto**
> Recentemente foi demonstrado que lesões cariosas ativas em superfícies proximais estão associadas a sangramento gengival durante a sondagem periodontal.

As lesões primárias cavitadas e ativas (tanto em superfícies proximais como em superfícies livres), com fundo em dentina, necessitam, geralmente, de tratamento restaurador e se caracterizam por: apresentarem esmalte marginal branco e opaco; apresentarem fundo amolecido e úmido; estarem associadas à presença de placa bacteriana visível clinicamente; estarem associadas a um paciente que apresenta deficiências no controle caseiro da placa bacteriana; estarem, geralmente, associadas a pacientes que não utilizam nenhuma modalidade de fluoretos e, estarem associadas a pacientes que fazem uso, com muita freqüência, de uma dieta cariogênica.

No que diz respeito ao diagnóstico e às alternativas de tratamentos para os dentes anteriores fraturados, sugerimos que você verifique com atenção o Fluxograma 1, e que leia os **capítulos 11 e 16** do nosso livro (Odontologia Restauradora – Fundamentos e Possibilidades)[8] para complementar algumas informações a respeito.

Com relação ao planejamento dessas restaurações, se você é estudante e está começando nessa área, procure nunca se esquecer de planejar, com antecedência, os procedimentos que terá que fazer. Nunca deixe para planejar na hora de executá-los (se é que isso é possível). Uma boa alternativa é usar a própria agenda diária para esboçar um planejamento e poder refletir sobre ele. **Por outro lado, se você já é formado e tem alguma experiência, então já sabe o quanto isso é importante.**

Ainda em relação ao planejamento, é importante que façamos uma diferenciação entre os casos mais "simples" e os mais desafiadores, como, por exemplo, aqueles que se referem aos dentes anteriores fraturados, embora todos devam ser adequadamente planejados. O ensaio restaurador deve ser visto como um dos mais potentes auxiliares no planejamento dessas restaurações. Dessa forma, a seleção das resinas a serem utilizadas e a subseqüente seleção das cores (ou vice/versa) deverão anteceder o protocolo clínico propriamente dito.

7. Seleção das resinas compostas

Embora as resinas de micropartículas, infelizmente, em geral não sejam tão fortes (resistentes a impactos) quanto as resinas micro-híbridas e por isso não sejam, usualmente, reco-

Fluxograma 1

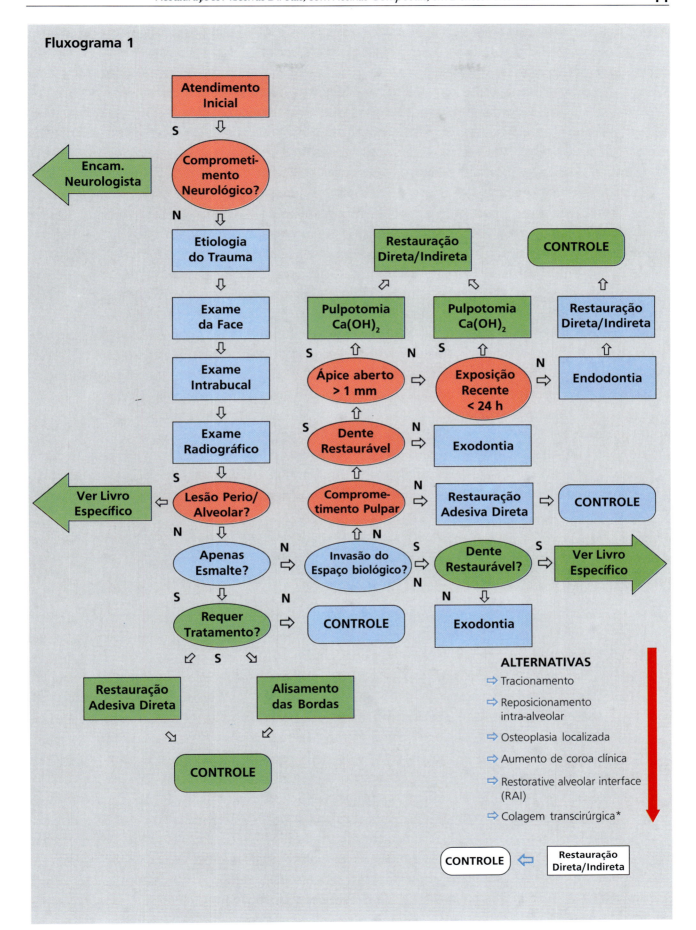

mendadas para restaurações de ângulos incisais,[16,41,67] mesmo assim, continuamos preferindo, para os casos mais difíceis, fazer uma associação delas com as resinas micro-híbridas,[5,8,70] em vez de usarmos apenas as micro-híbridas. Enquanto as resinas micro-híbridas são usadas para reproduzir o esmalte palatal, a dentina (suas diferentes nuances de cores), auxiliar no mascaramento do fundo e conferir maior resistência flexural à restauração, as de micropartículas são empregadas, superficialmente, para reproduzir o esmalte vestibular e as suas características de lisura e brilho. Resinas de diferentes fabricantes podem ser utilizadas numa mesma restauração, sem que ocorram prejuízos aparentes ao longo dos anos.

Para obter restaurações mais naturais, é fundamental, na maioria das vezes, o emprego de resinas com diferentes graus de translucidez. O grau de translucidez dessas resinas costuma variar de fabricante para fabricante, da mesma forma que a presença de alguns pigmentos também varia. O emprego delas é, especialmente, importante na reprodução da região do terço incisal. Além disso, as resinas "translúcidas" apresentam maior quantidade de partículas de carga que as equivalentes, pigmentadas, do mesmo fabricante, e são, portanto, mais resistentes ao desgaste. Elas são especialmente indicadas para reproduzir o esmalte.

Na escolha da resina referente ao esmalte, é muito importante o profissional tentar perceber o grau de translucidez do esmalte natural. Nesse sentido, também é importante destacar que a translucidez do esmalte aumenta com o passar dos anos, uma vez que a mineralização dele aumenta e a espessura diminui com o tempo. A camada da resina referente ao esmalte deverá ser da ordem de 0,2 a, no máximo, 1,0 mm de espessura, devendo ser contínua e, de preferência, de uma única tonalidade. Atualmente, podem ser encontrados no mercado estojos de diferentes fabricantes que apresentam "diferentes tipos de resinas" especiais para a reprodução do esmalte. Numa analogia com uma lâmina de vidro, as resinas para esmalte podem, didaticamente, de acordo com o grau de translucidez, ser divididas em três grupos:

Grupo 1 — vidro transparente;
Grupo 2 — vidro jateado; e
Grupo 3 — vidro pintado.

As resinas para esmalte, equivalentes ao grupo 1 (vidro transparente) podem ser incolores e apresentarem altíssima translucidez após a polimerização ou conter algum tipo de pigmento. Os pigmentos podem variar em matiz e intensidade, como por exemplo azul, âmbar e amarelo e eles influem no grau de translucidez, diminuindo-o. Esse grupo de resina é principalmente indicado para a criação de diferentes efeitos de translucidez, em especial na região do terço incisal. Elas são, geralmente, indicadas pelas letras I (incisal), T (transparente), TB (Trans Blue), TO (Trans Orange) e ST (Super Transparente). As resinas para esmalte pertencentes ao grupo 2 (vidro jateado) são as mais recomendadas para a reprodução do esmalte superficial, especialmente em dentes de crianças, jovens e adultos jovens. Por outro lado, as resinas para esmalte pertencentes ao grupo 3 (vidro pintado) são opacas e servem, em especial, para em criar "manchas hipoplásicas" na superfície vestibular das restaurações, a fim de mascarar cores indesejáveis ou realçar algum detalhe particular. As resinas para esmalte também são designadas: esmaltes genéricos, esmaltes opalescentes e esmaltes brancos.

Aquelas designadas esmaltes genéricos são usadas para definir o VALOR e apresentam translucidez e luminosidade calibradas com o esmalte natural (com diferentes valores, segundo a idade do paciente).

As designadas esmaltes opalescentes são empregadas para determinar a OPALESCÊNCIA e apresentam altíssima translucidez (com diferentes matizes, reproduzem as opalescências incisais internas).

As resinas designadas esmaltes brancos servem para caracterizar ulteriormente o esmalte superficial, evitando reduzir o valor.

As figuras 12 A a C mostram elementos de uma escala de cores de um sistema particular, com destaque para guias de duas diferentes resinas para esmalte, colocados sobre um guia de uma resina para dentina.

A reprodução da região do terço incisal representa um dos maiores desafios restauradores, sendo que o efeito de opalescência dessa região pode ser obtido pelo uso de resinas translúcidas especiais. O efeito de "halo opaco" também decorrente da reflexão total da luz (o ângulo de incidência da luz é maior do que o ângulo limite do esmalte, que é de 37°), pode ser obtido pelo uso dessas mesmas resinas ou de um discreto "filete" de uma resina mais opaca. Independente do tipo de resina usada para criação do efeito de "halo opaco" é necessário a realização de um desgaste intencional e sutil na região do rebordo incisal previamente reconstruído. Esse desgaste deverá ser inclinado de vestibular para palatal.

Algumas vezes, mesmo em casos mais desafiadores, também poderemos obter ótimos resultados utilizando apenas as resinas micro-híbridas. O inconveniente, nessas situações, diz respeito à dificuldade em se obter uma superfície lisa e brilhante com elas.

Por outro lado, nas cavidades localizadas nas superfícies proximais (tradicionalmente designadas de Classe III) preferimos, em geral, usar apenas uma resina micro-híbrida. Com elas é um pouco mais fácil (embora também seja difícil) evitarmos o efeito de "meia-lua", tão comum nesse tipo de restauração.

Para as cavidades localizadas nas superfícies livres vestibular e/ou lingual/palatal (tradicionalmente designadas de Classe V), preferimos, em geral, utilizar apenas uma resina de micropartículas, uma vez que elas possibilitam maior lisura superficial, além de apresentarem um módulo de elasticidade mais próximo do encontrado na estrutura dental, do que aquele das resinas micro-híbridas.

As fotomicrografias (Figs. 9A, 9B, 10A e 10B) dão uma melhor idéia do tamanho das partículas, de carga e topografia superficial de acordo com o tipo de resina composta.

8. Seleção da cor

De acordo com Vanini[70] "a cor de um dente natural é determinada pela correlação do esmalte e dentina com a luz durante os processos de refração e reflexão da onda de luz. Até mesmo o efeito cromático de uma restauração é influenciado pelos fenômenos de absorção e reflexão que ocorre entre raios incidentais e o material restaurador. A morfologia da superfície de um dente ou de uma restauração influencia esta relação, especialmente com o brilho. Uma superfície macro e micromorfologicamente áspera difunde a luz refletida, enquanto uma superfície plana com textura mínima aumenta significativamente o brilho da superfície do dente ou restaurações".

Assim sendo, na escolha da cor deve ser considerado o caso mais desafiador e aquele relativamente mais simples, mas em ambas as situações os dentes deverão ser, previamente, limpos e mantidos úmidos durante o procedimento. Preferencialmente, a seleção da cor deverá ser feita sob luz natural ou, na impossibilidade, por meio do uso de uma iluminação especial. No mercado especializado podem ser encontradas lâmpadas especiais próprias para a iluminação do consultório. Essas lâmpadas auxiliam na neutralização das influências negativas que

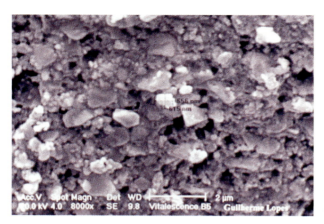
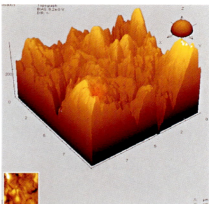

Figs. 9A e B

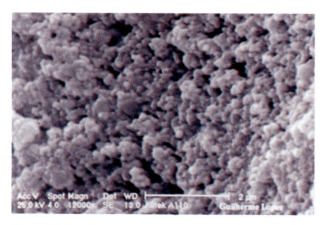
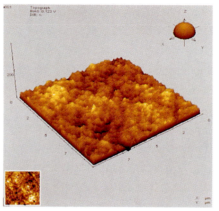

Figs. 10A e B

Figs. 9A e 10A – Por meio de uma imagem obtida com o microscópio eletrônico de varredura (MEV), você pode observar o tamanho e a proporção das partículas de carga inorgânica numa resina composta tipo micro-híbrida. Compare com a figura 10A referente a uma resina composta do tipo micropartículas.

Figs. 9B e 10B – Por meio de imagens obtidas com um microscópio de força atômica, pode-se observar a diferença topográfica entre esses dois tipos de resinas compostas (9B – resina micro-híbrida e 10B – resina de micropartículas).

---

as cores das paredes e móveis podem exercer na seleção da cor dos dentes. É oportuno frisar que, apesar do policromatismo dos dentes naturais, é possível e vantajoso, em muitas situações, o emprego de uma única tonalidade de resina. Nesses casos, o operador terá apenas que identificar o matiz (o nome da cor, sua tonalidade básica) e o valor (a luminosidade da cor) da resina a ser utilizada. Para tal, ele poderá utilizar escalas de cores fornecidas pelos diferentes fabricantes ou uma escala de cores para porcelana, como por exemplo a da Vita (Lumin-Vacuum, Vitapan-System), ou confeccionar a sua própria escala de cores. Embora, as escalas para porcelana não nos pareçam a melhor alternativa, elas são amplamente utilizadas para tal finalidade. Na escala Vita, tradicional, por exemplo, os dentes são divididos em grupos de acordo com o matiz: **A (vermelho–marrom), B (amarelo–laranja), C (cinza–verde) e D (cinza–rosa).**

> **Direto ao ponto**
> Preferencialmente, a seleção da cor deverá ser feita sob luz natural ou, na impossibilidade, por meio do uso de uma iluminação especial.

Uma boa alternativa é colocar uma pequena porção da resina sobre o dente a ser restaurado, polimerizá-la por cerca de 60 segundos e, em seguida, observar. É muito importante que o dente e a resina estejam úmidos durante a observação, pois a resina hidratada é mais escura. Além disso, é importante salientar que tanto as resinas de micropartículas como as micro-híbridas mudam de cor com a polimerização. Enquanto as resinas de micropartículas ficam mais claras (com **valor maior e croma mais baixo**), as micro-híbridas ficam mais escuras (com **valor menor e croma mais alto**). A execução de restaurações monocromáticas é muito mais fácil, rápida e menos estressante do que a busca do policromatismo dos dentes naturais; todavia, infelizmente, elas nem sempre são aceitáveis.

Por outro lado, para os casos mais desafiadores, recomendamos que, inicialmente, o operador faça um "mapa cromático" do dente, sem se esquecer dos aspectos tridimensionais deste (Figs. 11A e 11B). Nesse mapa ele deverá anotar o matiz básico (por ex., **A, B, C ou D da escala Vita**), o qual é melhor observado nos terços médio e cervical, o valor (**A1, A2, A3 dessa mesma escala**) e as várias nuances de opacidade e translucidez, geralmente encontradas nos dentes naturais. Se a luz refletida for eliminada através de um filtro de polarização, o "mapa cromático" poderá ser observado com maior intensidade, e o corpo da dentina interna e as áreas translúcidas poderão ser claramente identificadas.[70]

Caso o dente a ser restaurado apresente alteração de cor, o operador deverá observar o dente homólogo para desenhar o mapa cromático. Atenção especial deverá ser dada à região do terço incisal, especialmente em relação:

- o desenho e tamanho dos mamelões;
- ao tamanho, localização, coloração e forma das áreas translúcidas existentes nessa região;
- à presença de um halo opalescente na região do rebordo incisal e
- à presença de áreas de exposição de dentina na região do rebordo incisal.

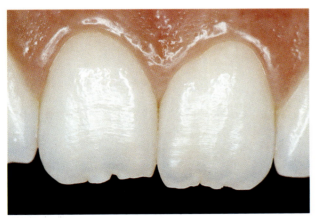 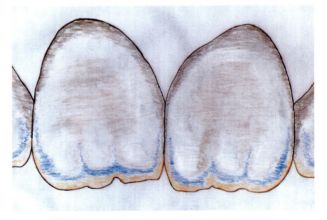

Fig. 11A

Fig. 11B

Fig. 11A – Olhe com atenção os dentes desta figura. Porém, antes de examinar o desenho ao lado procure redesenhá-los você mesmo e, então, compare os desenhos.
Fig. 11B – Mapa cromático referente aos dentes da figura 11A. Não se esqueça que ao mudar o ângulo de visão você poderá visualizar detalhes que num primeiro momento podem ter passado despercebidos.

Uma resina micro-híbrida deverá ser utilizada para reproduzir o matiz, os diferentes cromas da dentina e o efeito de fluorescência. Geralmente, essa resina deverá apresentar uma ou duas tonalidades acima da tonalidade básica. O matiz da resina referente à dentina, conforme já salientado, poderá ser determinado pelo uso de escalas de cores disponibilizadas pelos fabricantes ou, preferencialmente, pela colocação de um pequeno incremento de resina na região cervical do dente, a polimerização do mesmo por 60 segundos e a observação atenta. O croma poderá variar da região cervical para a região do terço incisal, especialmente nos casos de amplas restaurações de dentes anteriores fraturados e facetas.

Como a espessura, o matiz (nome da cor), o croma (intensidade) e o valor (luminosidade) da resina referente ao esmalte interferem na coloração final da resina referente à dentina, nesse instante, passa a ser muito importante checar isso. Para tal, podem ser usadas escalas de cores em forma de cunha (Figs. 12 A a C) disponíveis e que simulam diferentes espessuras de esmalte e dentina ou o operador poderá colocar e polimerizar sob e sobre a resina/dentina uma camada de resina/esmalte.

Um grande problema técnico diz respeito a como o operador deve proceder para definir a espessura da resina referente ao esmalte. No item Protocolo Clínico, referente à inserção das resinas, iremos descrever uma técnica que facilitará o entendimento dessa etapa portanto, não se preocupe se você ainda não consegue visualizar isso de forma clara. Preocupe-se agora em visualizar e, se possível, entender o policromatismo dos dentes naturais. Na verdade, o processo seletivo da cor de um dente natural e a correta subseqüente reprodução dela é um dos maiores e mais complicados desafios para a maioria dos profissionais. Mesmo os profissionais muito experientes (entre os quais nos incluímos) ainda encontram dificuldades e, não raro, erram, tanto na seleção da cor como na reprodução desta.

Enquanto o quadro a seguir apresenta um sumário do processo seletivo da cor, os desenhos da página 98 mostram uma relação entre o esmalte e dentina em função da idade do paciente:

- Limpeza dos dentes com uma pasta profilática sem óleo ou um jato de bicarbonato de sódio.
- Procure selecionar as cores sob efeito de luz natural ou luz corrigida.
- Observação atenta das espessuras de esmalte e dentina.
- Observação e registro, através de um desenho, das nuances multicromáticas do dente (atenção especial à região do terço incisal).
- Seleção do matiz básico e diferentes cromas da dentina por meio do uso de uma escala de cores ou da própria colocação e polimerização da resina em posição.
- Seleção do esmalte artificial (resina translúcida do grupo dos "genéricos" ou uma resina de micropartículas) com auxílio de escalas de cores especiais ou com a própria resina composta.
- Sempre que possível, realize o ensaio restaurador para auxiliá-lo a escolher as cores.

8.1. Fluorescência

Vanini[70] define fluorescência como um fenômeno que ocorre na dentina em decorrência dos seus componentes orgânicos. De acordo com ele, tal fenômeno ocorre quando um corpo absorve a energia luminosa e depois a difunde de volta para o espectro visível. Para que a fluorescência ocorra, a emissão deve ocorrer dentro de 10 segundos de ativação. Na natureza, o fenômeno é criado pelos raios ultra-violeta (UV) da luz solar, isto é, ondas curtas, invisí-

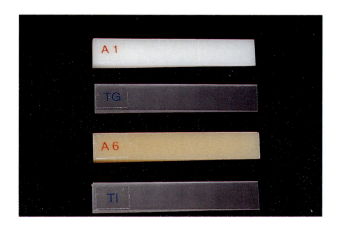
Fig. 12A

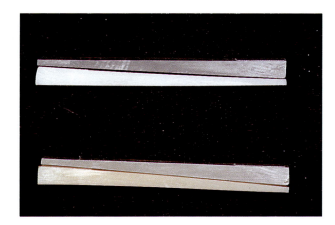
Fig. 12B

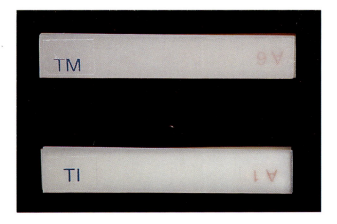
Fig. 12C

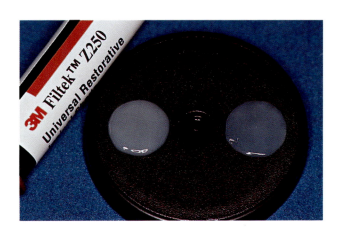
Fig. 13

Figs. 12 A a C – Este tipo de escala de cores, por ser fabricada com a própria resina composta e por apresentar uma forma em cunha, permite checar a influência de diferentes espessuras de resina tipo esmalte sobre diferentes espessuras de resina, tipo dentina. Assim sendo, elas podem facilitar o processo seletivo das cores.

Fig. 13 – No detalhe, você pode observar uma porção de uma resina composta micro-híbrida "tipo esmalte". No seu lado esquerdo a porção da resina ainda não polimerizada parece bloquear o efeito do fundo azul, enquanto no seu lado direito, a resina já polimerizada permite a observação, através dela, do fundo azul.

veis para o olho humano. Depois de penetrar no esmalte e atingir a dentina, os raios ultravioleta excitam a foto-sensibilidade da dentina. Os dentes naturais expostos à luz ultra-violeta exibem uma fluorescência com um espectro de emissão que varia de branco intenso ao azul claro. Na atualidade, alguns sistemas restauradores à base de resina composta já apresentam o potencial de reproduzir esse fenômeno. Em função da fluorescência os dentes parecem mais claros e brilhantes na luz natural.

8.2. Opalescência

Ao contrário da dentina, o esmalte de um dente natural é responsável pelo fenômeno de opalescência, uma de suas características que faz ressaltar os componentes de onda curta do espectro de luz que o atinge, criando as tonalidades azul claro – cinza que se tornam claramente visíveis ao nível do halo incisal. Assim sendo, dois elementos devem ser considerados quando se determina a cor do dente.[70] O "mapa cromático" onde a "tonalidade básica" é identificada com seus diferentes níveis de saturação que estão relacionados com as espessuras do corpo de dentina interna, e as áreas translúcidas do esmalte. Ativado pela luz, o corpo interno de dentina e a camada externa de esmalte criam os fenômenos de opalescência e fluorescência[70] e opalescência.

9. Protocolo clínico

O protocolo clínico poderá variar de caso para caso, e de acordo com a preferência do operador. Todavia, é muito importante que ele seja sempre, previamente, estabelecido. **Um bom protocolo encurta caminhos, previne aborrecimentos e possibilita resultados mais seguros e predizíveis.** A seguir, descreveremos um protocolo geral para a maioria dos procedimentos restauradores adesivos diretos em dentes anteriores; todavia, as principais diferenças e algumas informações complementares, referentes a cada tipo de "cavidade", poderão ser encontradas nas legendas das figuras clínicas. Assim sendo, o protocolo que adotamos inclui:

9.1. Organização da mesa de trabalho

Possuir instrumentos adequados para a realização dos procedimentos não é suficiente, é indispensável também saber distribuí-los sobre a mesa de trabalho, de acordo com a ordem de uso e de modo que o operador e/ou pessoal auxiliar não percam tempo procurando-os. Uma boa alternativa é usar apenas um número reduzido de instrumentos e não acreditar que instrumentos caros e sofisticados são capazes de suplantar nossas limitações. Portanto, antes de iniciar as atividades, você deverá certificar-se que possui todos os instrumentos a serem usados ou que, eventualmente, poderão ser necessários. Uma outra boa alternativa é manter sobre a mesa de trabalho apenas os instrumentos que estão sendo usados ou que ainda serão. Por exemplo, se você já realizou a anestesia e a profilaxia, retire esses instrumentos da mesa. Por outro lado, você não precisa colocar, de imediato, todos os instrumentos sobre a mesa de trabalho. Mas, se você julgar que irá demorar para concluir a restauração, poderá deixar os instrumentos e materiais da fase de acabamento e polimento, inicialmente, afastados. Uma mesa de trabalho limpa e organizada, além de facilitar o trabalho, dá ao paciente (e aos seus professores) uma melhor noção do seu nível de organização e higiene. Isso poderá contribuir para que o paciente tenha mais confiança em você. Isso é especialmente importante no início da vida profissional. **Não se esqueça, são os pequenos detalhes que fazem a diferença.** Desde o começo, procure ser organizado. Inicialmente, isso poderá parecer perda de tempo; todavia, com o passar dos anos, você irá perceber que ganhou tempo. Por exemplo, tempo para ir para casa mais cedo; tempo para ver o filho mais cedo; tempo para encontrar os amigos mais cedo; tempo para você usar da maneira que julgar mais interessante.

9.2. Limpeza dos dentes

O uso de uma pasta profilática livre de óleo, aplicada em velocidade convencional, com escovas ou taças de borracha é a forma mais recomendada para a limpeza dos dentes. Coloque a pasta apenas no espaço da taça de borracha reservado para ela (veja as Figs. 14 e 15).

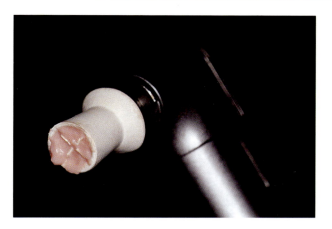 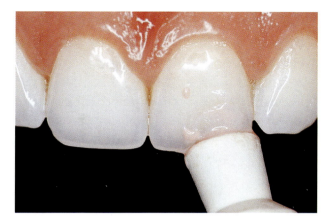

Fig. 14 **Fig. 15**

Fig. 14 – Ao empregar uma pasta profilática para a limpeza dos dentes, restrinja-a ao reservatório interno da taça de borracha. Isso, além de evitar desperdício, evita que você "suje" o rosto e a roupa do paciente com a pasta.

Fig. 15 – Procedendo conforme o recomendado na figura 14 e com a taça carregada com pasta, apoiada na superfície lisa vestibular procede-se à limpeza. Reduza a velocidade do micro-motor durante esse procedimento.

Pasta em excesso além de não auxiliar na limpeza, representa desperdício e pode sujar a roupa do paciente. Outra boa alternativa é o emprego de jatos de bicarbonato de sódio. Porém, independente do sistema a ser utilizado, é muito importante evitar traumatizar o tecido gengival e provocar sangramento, especialmente nos casos em que a margem cavitária irá interagir com o tecido gengival. A proteção prévia da margem gengival com um produto resinoso fotoativado (ResinBloc-Ultradent-USA) é uma ótima alternativa para evitar sangramento, especialmente durante o uso do jato de bicarbonato de sódio.

9.3. Anestesia

A anestesia, quando necessária, deve ser realizada para tornar o paciente insensível aos estímulos dolorosos e dessa maneira sentir-se seguro e relaxado, de forma que o procedimento restaurador possa ser realizado sem sofrimento para o paciente.

O método de escolha para administração do anestésico na maxila é a anestesia infiltrativa. O método de escolha para a anestesia na mandíbula é o bloqueio dos nervos alveolar inferior e lingual.

9.4. Isolamento do campo operatório

As restaurações adesivas diretas podem ser adequadamente executadas tanto com o emprego do dique de borracha como sem ele, especialmente se considerarmos apenas os dentes superiores. Em algumas situações o uso do dique de borracha pode ser, inclusive, imprescindível. Caso você opte pelo uso do dique, aconselhamos que procure manter os dentes úmidos durante todo o procedimento. Isso é tão mais importante, quanto mais tempo você levar para realizar a restauração. Para tal, poderá ser usado um pedaço de gaze molhada em água, o qual deverá, de tempo em tempo, ser passado sobre os dentes. Todavia, no nosso entendimento, nos casos mais desafiadores com relação à obtenção de excelência estética poderá ser vantajosa a não utilização do dique de borracha. Essa tem sido a nossa preferência. Com relação às diferentes técnicas de isolamento, vantagens e limitações de cada uma delas recomendamos que você (se julgar necessário) volte a ler o Caderno específico. Todavia, é importante frisar que no começo poderá parecer ser difícil o emprego sistemático do dique de borracha, mas, com o treinamento e com o passar dos anos você irá perceber o quão fácil e vantajoso poderá ser o seu uso. **Todavia, nunca esqueça que onde o fio dental tem dificuldade em passar, a borracha do dique poderá rasgar**. Portanto, nessas situações, seja ainda mais cauteloso.

9.5. Preparo

O tipo de preparo dental (referido durante muito tempo como "preparo cavitário") para a execução de restaurações adesivas diretas na região anterior pode, em função de múltiplos fatores, variar desde a ausência total de qualquer tipo de desgaste[5,9,37,74] até a necessidade da colocação de pinos intra-radiculares[28] e execução de desgastes semelhantes àqueles necessários para facetas ou coroas totais em porcelana. Na verdade, a técnica do condicionamento ácido total,[33] os potentes sistemas adesivos atuais[54] e, especialmente, os novos conhecimentos disponíveis sobre a cárie dental[2,3,25,43,57-59] mudaram substancialmente os conceitos sobre preparos dentais.[9,47,61,73,74] Resultados de pesquisas clínicas mostram que a equiparação da tonalidade entre o material restaurador e a estrutura dental, que muitos acreditam ser melhor com margens biseladas, é mais teórica do que real, quando se consideram cavidades proximais de dentes anteriores.[37] Além disso, alguns trabalhos[9,74] mostram que biséis não são necessários para aumentar a retenção de restaurações amplas em dentes anteriores[64] ou em restaurações de lesões cervicais não-cariosas,[9] como se acreditou durante algum tempo.

> **Direto ao ponto**
> Resultados de investigações clínicas mostram que a equiparação de tonalidade entre o material restaurador e a estrutura dental, o que muitos acreditam ser melhor com margens biseladas, é mais teórica do que real quando se consideram cavidades proximais em dentes anteriores.

Idealmente, a necessidade de qualquer tipo de desgaste deve ser totalmente eliminada, em especial em crianças e adolescentes; todavia, como isso, poucas vezes, é possível, recomenda-se que os desgastes, quando indispensáveis, fiquem restritos à remoção da lesão/restauração fracassada e, se possível, confinados ao esmalte. Os fatores mais importantes na definição dos desgastes são a necessidade de:

➤ criar uma via de acesso até a lesão;
➤ remover tecido cariado e/ou restauração fracassada (se for o caso);
➤ remover esmalte sem apoio dentinário (em alguns casos);
➤ proporcionar uma espessura de material restaurador capaz de mascarar a cor escura do dente; e
➤ mascarar a linha de união entre o material restaurador e a estrutura dental.

Para realizar preparos em superfícies proximais de dentes anteriores contíguos, é altamente recomendada a proteção prévia da superfície proximal intacta do dente adjacente com uma tira metálica. Isto visa evitar que as brocas e os instrumentos a serem utilizados durante o preparo toquem essas superfícies e as marquem definitivamente. Isto é tão mais importante quanto menor for a cavidade a ser preparada. Um outro coadjuvante importante é a separação prévia dos dentes com o auxílio de anéis elásticos (veja Figs. 16 a 23). Mesmo havendo

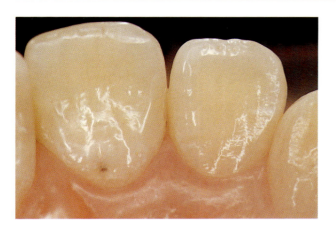
Fig. 16

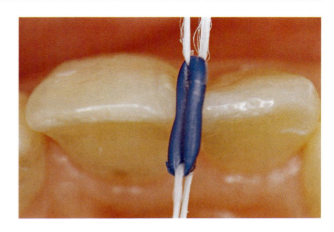
Fig. 17

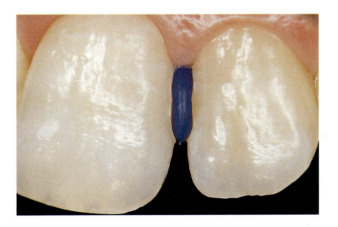
Fig. 18

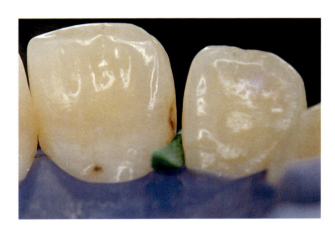
Fig. 19

Fig. 16 – Visão palatal de incisivos superiores com suspeita da presença de lesões cariosas primárias nas superfícies proximais.

Fig. 17 – Um anel elástico (os mesmos utilizados pelos ortodontistas) é estirado com o auxílio de duas alças de fio dental e pressionado entre os dentes, de modo a abraçar a região do ponto de contato e, subseqüentemente, afastar os dentes. Esse método além de ser muito eficiente é simples e de baixo custo.

Fig. 18 – Dois dias após a colocação do anel elástico pode-se perceber que ele está deslocado para gengival e que os dentes estão ligeiramente afastados. Ao utilizar esse tipo de artifício é extremamente importante ter o paciente sob inteiro controle. Também é recomendável marcar a consulta subseqüente, no máximo, quatro dias após.

Fig. 19 – Após a remoção do anel elástico, colocação do dique de borracha e de uma cunha de madeira para manter o espaço aberto, pode-se verificar a presença de uma lesão cariosa cavitada na superfície distal do incisivo central.

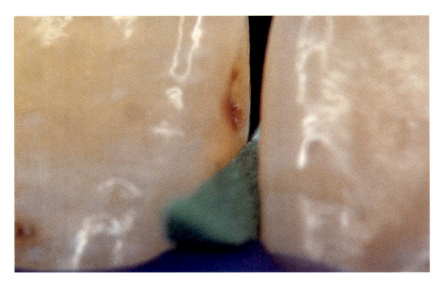

Fig. 20

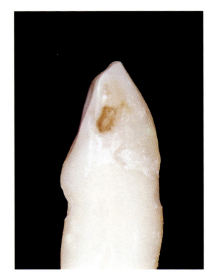

Fig. 21

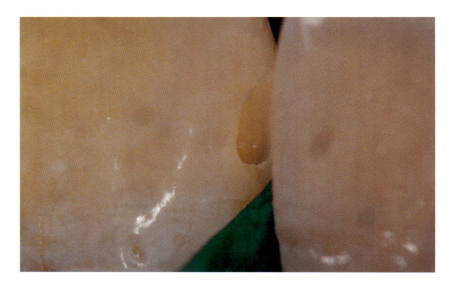

Fig. 22

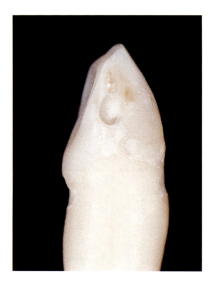

Fig. 23

Fig. 20 – Numa visão de viés (quase um perfil da superfície proximal) e em maior aumento, pode-se ter uma noção mais nítida da cavitação.

Fig. 21 – Observando a superfície proximal de um dente anterior extraído, pode-se verificar a presença de uma lesão cariosa "equivalente" àquela da figura 20. Verifique que a lesão está deslocada para lingual, favorecendo assim o acesso a partir daí.

Fig. 22 – Com um acesso "palatino direto" proporcionado pela separação prévia, a cavidade foi preparada com uma broca esférica lisa, obedecendo a forma, tamanho e extensão da lesão cariosa.

Fig. 23 – Observando a superfície proximal do dente extraído, visto na figura 21, pode-se perceber que a cavidade preparada tem, praticamente, a mesma forma e tamanho que a lesão cariosa primária.

uma forte tendência no sentido de se mudar a designação dos diferentes tipos de lesões cariosas e, por conseqüência, a designação das restaurações a serem realizadas, ainda assim vamos utilizar a nomenclatura tradicional, a qual é, ainda, mais conhecida e utilizada. Por razões didáticas, dividiremos essa etapa do procedimento de acordo com o tipo de cavidade/restauração a ser realizada (Classe III, Classe IV, Classe V, dentes anteriores fraturados, e redução ou fechamento de diastemas):

9.5.1. Classe III

Cavidades decorrentes de lesões cariosas localizadas nas superfícies proximais dos dentes anteriores. Nesses casos, o preparo deverá ser realizado com o auxílio de brocas esféricas e pontas diamantadas, de tamanho compatível com a lesão e poderá consistir:

➤ **apenas na remoção da lesão de cárie primária ou na remoção da restauração fracassada** [a remoção do tecido cariado infectado deverá ser feita de forma cautelosa, em velocidade convencional e com brocas esféricas lisas de tamanho compatível com a lesão. Eventualmente, poderão ser utilizadas curetas para dentina. Uma solução evidenciadora de tecido cariado infectado, à base de fuccina básica a 0,5% em propilenoglicol ou vermelho ácido a 1%, também poderá ser utilizada para auxiliar na identificação do tecido a ser removido. Por outro lado, as restaurações já existentes a serem substituídas deverão ser removidas mediante o desgaste com pontas diamantadas esféricas e em alta velocidade. As pontas diamantadas números 1011, 1012 e 1013 (KG.Sorensen) são, geralmente, as mais indicadas para isso];

➤ **na criação de uma via de acesso para a visualização e remoção da lesão** (o acesso poderá ser direto e obtido a partir da separação dental; por lingual ou por vestibular, mediante a realização de um desgaste compensatório; todavia, sempre que possível, o acesso direto deverá ser o escolhido);

➤ **em uma das duas situações anteriores mais a confecção de um bisel no esmalte vestibular** [o bisel poderá ser feito antes ou, preferencialmente, após a confecção da restauração. Como muitas dessas restaurações acabam apresentando bom resultado estético sem a realização de um bisel prévio, no mínimo, nesses casos, ao não se realizar o bisel evita-se a realização de desgaste dental desnecessário. Se, por outro lado, após a realização e avaliação da restauração constatarmos que a presença de um bisel poderia ter contribuído, substancialmente, para eliminar a região visível da margem, ainda teremos essa possibilidade. A região do novo preparo (bisel) poderá ser fácil e rapidamente restaurada com o mesmo sistema adesivo e resina utilizada na restauração inicial]. Você poderá encontrar mais algumas informações sobre essas cavidades e seqüência restauradora na seção **Apresentação de Casos Clínicos**.

9.5.2. Classe IV

Cavidades (preparos) decorrentes de lesões cariosas localizadas nas superfícies proximais dos dentes anteriores e com envolvimento do ângulo incisal. Essas cavidades também poderão ser totalmente preparadas com brocas e pontas diamantadas esféricas, e curetas para dentina podem ser usadas em cavidades maiores durante a remoção do tecido irreversivelmente desorganizado, podendo consistir:

- **apenas na remoção da lesão cariosa e/ou da restauração fracassada mais a restauração "definitiva";**
- **na remoção da lesão cariosa/restauração fracassada mais a confecção de um bisel no esmalte vestibular e a restauração "definitiva"** (o bisel poderá apresentar extensão variável e ser confeccionado, com uma ponta diamantada afilada ou esférica, antes ou depois de realizar a restauração). Você poderá encontrar mais algumas informações sobre essas cavidades e seqüência restauradora na sessão **Apresentação de Casos Clínicos**.

9.5.3. Classe V

Cavidades decorrentes de lesões cariosas localizadas nas superfícies lisas livres vestibular ou lingual. Essas cavidades poderão decorrer da presença de lesões do tipo cariosa ou não-cariosa (por erosão, abrasão ou abfração) e a abordagem restauradora poderá variar da seguinte forma:

- **remoção da lesão cariosa e confecção da restauração "definitiva";**
- **remoção da lesão cariosa (ou restauração fracassada), execução de um bisel no esmalte marginal e confecção da restauração "definitiva";**
- **asperização da parede axial da lesão não-cariosa e execução da restauração "definitiva"; e**
- **asperização da parede axial da lesão não-cariosa, execução de um bisel no esmalte da margem oclusal e execução da restauração "definitiva"** [também para as cavidades de Classe V (cariosas ou não), embora possa ser vantajoso do ponto de vista estético, preferimos não executar nem um tipo de bisel no esmalte]. Você poderá encontrar mais informações sobre essas cavidades e seqüência restauradora na sessão **Apresentação de Casos Clínicos.**

9.5.4. Dentes anteriores fraturados

Esses dentes, dependendo de uma série de fatores, como por exemplo: extensão da fratura no sentido gengival; perda de estrutura dental; presença de tratamento endodôntico; disponibilidade e viabilidade de aproveitamento do fragmento dental; qualidade do remanescente dental; oclusão; exigência estética do paciente etc. Poderão ser restaurados por meio de vários sistemas e diferentes técnicas restauradoras. Todavia, quando forem ser restaurados com uma técnica adesiva direta, quatro possibilidades, em princípio, nos parecem mais adequadas:

- **remoção da lesão cariosa (caso haja lesão associada)/restauração fracassada (caso haja restauração associada) e confecção de restauração "definitiva";**
- **remoção da lesão cariosa (caso haja lesão associada)/restauração fracassada (caso haja restauração associada), confecção de um bisel no esmalte vestibular e da restauração "definitiva"** (o bisel poderá apresentar extensão variável e ficar confinado apenas à superfície vestibular. Porém, geralmente, quanto maior a sua extensão, mais fácil a obtenção de excelência do ponto de vista estético);

➤ **remoção da lesão cariosa (caso haja lesão associada)/restauração fracassada (caso haja restauração associada), colocação de um pino/núcleo não-metálico, no canal, e confecção de um bisel no esmalte vestibular e da restauração "definitiva"** (os critérios para colocação de pinos não-metálicos ainda devem obedecer àqueles, amplamente conhecidos para os pinos metálicos, ou seja: extensão intra-radicular equivalente a 2/3 do suporte ósseo, selo apical de 3 a 5 mm e diâmetro equivalente àquele obtido pela instrumentação endodôntica. O bisel também poderá variar em extensão e deverá ser executado com uma ponta diamantada afilada). Maiores informações sobre o uso de pinos/núcleos você poderá encontrar em Caderno específico.

➤ **remoção da lesão cariosa (caso haja lesão associada)/ restauração fracassada, a colocação de um pino/núcleo não-metálico, execução de um preparo para faceta e a restauração "definitiva"** (o preparo para a faceta poderá ser feito antes ou após a execução de uma reconstrução com resina composta. No nosso entendimento, a reconstrução prévia facilita as etapas subseqüentes).

Você poderá encontrar mais algumas informações sobre preparos em dentes anteriores fraturados no item **Apresentação de Casos Clínicos**.

Atenção especial deve ser dada a todas as cavidades que não apresentarem esmalte na margem gengival. Não no sentido de se executar qualquer tipo de retenção adicional e sim no sentido de se conscientizar o paciente e/ou seu responsável em relação à ausência de esmalte nessa área e os riscos que isso representa para a longevidade da restauração e do dente. Nesse aspecto, o paciente deve ser muito bem orientado em relação à necessidade do uso diário do fio dental, se possível, associado a um fluoretado dentifrício.

9.5.5. Redução ou fechamento de diastemas

Na maioria das vezes, a redução ou o fechamento de diastemas a partir de uma técnica adesiva direta dispensa a execução de qualquer tipo desgaste dental (a não ser, naturalmente, aquele proporcionado pela ação do ácido condicionador). Outras vezes, porém, será necessário apenas um discreto desgaste do esmalte superficial das faces proximais adjacentes ao diastema. Para tal, poderá ser utilizada uma ponta diamantada de granulação média ou um jateamento com um aparelho de óxido de alumínio (MicroEtcher ERC, Danville Engineering – USA). Ao usar o jato de óxido de alumínio, o operador deve ter muito cuidado para não traumatizar o tecido gengival e não provocar sangramento, especialmente se ele estiver pretendendo trabalhar sem o dique de borracha. Dessa forma, ele poderá, antes de iniciar o jateamento, proteger o tecido gengival com uma resina especial (ResinBlock-Ultradent – EUA), a qual, subseqüentemente, poderá ser facilmente removida. Outras vezes, para obter bons resultados estéticos na redução ou fechamento de diastemas, poderá ser necessário executar facetas diretas, as quais poderão ou não exigir preparo dental. Os casos de redução ou fechamento de diastema, geralmente, dão a impressão de poderem ser facilmente resolvidos; todavia, no nosso entendimento, são eles que mais nos traem e com freqüência nos fazem obter resultados muito aquém do desejado. Também, por essas razões, insistimos para que você só inicie a execução de um caso desses após ter realizado as restaurações de diagnóstico e ter recebido, do paciente ou seus responsáveis, a autorização para executar as restaurações definitivas. Isto é especialmente importante, porque, após a redução ou o fechamento de diastemas, é freqüente observarmos uma quebra de equilíbrio na proporcionalidade dos riores. Não se esqueça que, idealmente, a largura aparente de um dente anterior superior não deve exceder 80% do seu comprimento. Um compasso escolar, de ponta cega, é um ótimo instrumento para que você confira a largura e o comprimento dos dentes, antes e após a confecção das restaurações.

O quadro 1, a seguir, apresenta um idéia resumida das vantagens e desvantagens da execução de biséis ou chanfrados em dentes anteriores a serem restaurados com resinas compostas de uso direto.

Quadro 1. Vantagens e desvantagens dos biséis e chanfrados em dentes anteriores a serem restaurados com resinas compostas de uso direto.

Vantagens

- Embora não seja cientificamente comprovado, acredita-se que os biséis possibilitam, geralmente, a obtenção de melhores resultados estéticos. Também, acredita-se que quanto maiores os biséis, mais fácil a obtenção de bons resultados estéticos.
- Os biséis e chanfrados criam, geralmente, linhas de término bem-definidas e isto pode ajudar o operador na hora de realizar o acabamento e polimento dessas restaurações.
- A linha de término definida pelo bisel ou chanfrado evita, geralmente, que essas restaurações criem sobrecontornos exagerados.

Desvantagens

- Os desgastes necessários para a confecção de biséis e chanfrados tornam esses procedimentos irreversíveis.
- Durante a execução do bisel, o instrumento cortante rotatório poderá, inadvertidamente, tocar na superfície proximal intacta do dente adjacente e, assim, marcá-lo definitivamente.
- O uso de instrumentos rotatórios sobre o esmalte poderá criar uma "capa de lama" sobre essa superfície, a qual, não sendo adequadamente removida, poderá interferir nos procedimentos adesivos e prejudicá-los.
- O uso de instrumentos poderá criar nos pacientes, e especialmente nas crianças, medo e desconforto.

9.6. Procedimentos restauradores

Os procedimentos restauradores, propriamente ditos, dizem respeito ao preparo dos substratos de esmalte/dentina para a adesão, à aplicação e polimerização do sistema adesivo, à inserção e polimerização das resinas restauradoras e às manobras necessárias para a finalização das restaurações. Esses procedimentos podem variar um pouco de acordo com o dente e tipo de restauração a ser executada; todavia, na essência eles serão, geralmente, muito parecidos e terão como finalidades: **a obtenção de restaurações totalmente indolores; e a obtenção, no menor tempo possível, de restaurações duradouras e adequadas dos pontos de vista estético, funcional e biológico.**

Para tal, logo após a realização do preparo, o dente deve ser novamente limpo. O uso de um jato de bicarbonato de sódio é uma ótima alternativa para isso.[21] A seguir, faremos uma descrição sumária sobre algumas das etapas dos procedimentos restauradores. Várias informações complementares poderão ser encontradas nas legendas das figuras clínicas. **Portanto, não deixe de olhar as figuras e ler atentamente as suas legendas.**

9.6.1. Seleção, inserção e estabilização da matriz

O emprego de algum tipo de matriz depende do tipo de cavidade a ser restaurada, do treinamento prévio e da preferência do operador. Para as cavidades de Classes III e IV, é altamente recomendável o uso de uma matriz. Para as primeiras são mais recomendadas as matrizes plásticas transparentes e em forma de tiras, enquanto para as segundas, recomendam-se as matrizes, também plásticas e transparentes, todavia em forma de coroas ocas. Essas coroas ocas podem ser parciais (forma de ângulo) ou totais. As mesmas matrizes recomendadas para as cavidades de Classe III também podem ser utilizadas para as de Classe IV e em dentes anteriores fraturados. Qualquer que seja a matriz selecionada, é conveniente que seja previamente recortada de acordo com o tamanho do dente e adaptada junto à margem gengival com o auxílio de uma cunha de madeira. Elas podem ser inseridas antes ou após a etapa de condicionamento dos substratos de esmalte e dentina. Todavia, caso o operador opte pela inserção após o condicionamento ácido, deverá ter cuidado redobrado para evitar a contaminação da área.

Embora as matrizes possam facilitar e tornar os procedimentos restauradores muito mais rápidos, aquelas em forma de coroa apresentam os seguintes inconvenientes:

- são caras;
- não podem ser reaproveitadas;
- são relativamente difíceis de serem adaptadas aos dentes (estão disponíveis em poucos tamanhos e poucas espessuras);
- padronizam a forma do dente (dificultam a personalização do dente);
- dificultam, ou mesmo, impossibilitam a obtenção de restaurações policromáticas;
- implicam no emprego de um único e grande incremento de resina composta;
- implicam na presença de excessos na região cervical da restauração;
- implicam na inclusão de grandes bolhas de ar na massa restauradora.

Um bom tipo de matriz para dentes anteriores fraturados e para os casos de redução e/ou fechamento de diastemas pode ser obtido a partir da restauração de diagnóstico e por meio de uma moldagem com a parte densa de uma silicona de adição. Essa matriz, a qual na verdade se constitui num "guia de silicona", pode ser feita diretamente na boca ou a partir de um modelo de gesso. Em ambos os casos, inicialmente, o(s) dente(s) deve(m) ser reconstruído(s) com resina composta, de forma não-adesiva. Essa reconstrução deve, preferencialmente, obedecer todas as exigências de forma e tamanho do(s) dente(s) a ser(em) restaurado(s). Atenção especial deve ser dada à definição das porções palatina e proximais dessa reconstrução (restauração de diagnóstico). Após a reconstrução do(s) dente(s) a ser(em) restaurado(s) (quer diretamente na boca ou quer no modelo de gesso), uma moldagem, sem moldeira, com a parte densa de uma silicona de adição, deve ser feita, de modo que envolva todo o dente e que se estenda até a região de pré-molares. Após a presa do material de moldagem, o molde deve ser retirado e, com o auxílio de uma lâmina de bisturi, recortado no sentido mesiodistal. O recorte deve ser feito de modo a retirar apenas a porção que recobre a superfície vestibular dos dentes. É muito importante que o rebordo incisal seja mantido no guia de silicona. Após o recorte do molde, este deve ser levado em posição e testado quanto ao assentamento correto. A extensão deste até a região de pré-molares facilita, sobremaneira, o seu assentamento correto e a estabilização durante o uso.

São as seguintes as vantagens do uso do molde de silicona na etapa de inserção das resinas:

➤ cria um anteparo definido para a inserção do primeiro incremento de resina referente ao esmalte palatal, proximal e incisal;
➤ facilita a determinação da espessura da resina referente ao esmalte palatal;
➤ facilita a criação de um "halo opaco" na região do rebordo incisal;
➤ permite ao operador "antever" o comprimento do dente;
➤ facilita a criação dos mamelões e da área translúcida do terço incisal;
➤ possibilita visualizar a espessura das resinas referentes à dentina;
➤ facilita a definição da superfície palatal da restauração;
➤ minimiza a quantidade de acabamento e polimento na região palatal da restauração.

9.6.2. Condicionamento ácido e hibridização dos substratos de esmalte/dentina

Um gel de ácido fosfórico na concentração de 30 a 37,5% deve ser aplicado sobre as margens do esmalte, esmalte interno e dentina, por cerca de 15 segundos, independentemente da idade do paciente e profundidade cavitária.[5,8] Para os casos em que o esmalte for biselado, é muito importante que o ácido seja estendido sobre a superfície além da área biselada. Um outro cuidado especial a ser tomado diz respeito à necessidade de se proteger, durante a aplicação do ácido, as superfícies proximais (Figs. 24 a 26) adjacentes dos dentes vizinhos para evitar que ele as condicione indevidamente. Uma matriz de celulóide ou uma metálica fina é ótima alternativa para isso. Uma outra ótima alternativa para proteger as superfícies proximais dos dentes adjacentes da ação dos ácidos condicionadores e dos adesivos é envolvê-los com um material à base de polietileno, usado, especialmente, para auxiliar no vedamento de junções entre dois canos de PVC. Esse tipo de material pode ser facilmente estirado com o auxílio dos dedos das mãos e ser facilmente adaptado às superfícies dos dentes. Por ser extremamente delgado, não interfere na reprodução dos contatos proximais (caso este seja mantido em posição durante os procedimentos restauradores). Em seguida, o ácido deve ser, abundantemente, lavado com um spray de ar/água. Prosseguindo, a "cavidade" deve ser seca de modo que a dentina não fique desidratada. Uma boa maneira de evitar a desidratação da dentina e remover o excesso de água é colocar uma pequena bolinha de algodão dentro da "cavidade" (se for o caso), enquanto o esmalte é seco com suaves jatos de ar.[20] O benefício da técnica da "dentina molhada" é derivado da capacidade da água de reter a rede de colágeno e o padrão de porosidade intertubular para a infiltração subseqüente dos monômeros.[3,33-35] Todavia, muitos clínicos ainda insistem em secar os substratos de esmalte e dentina, após a remoção do gel condicionador com jatos de água, para observarem a aparência clássica do esmalte branco opaco.[71,72] Porém, é impossível secar clinicamente o esmalte sem secar a dentina simultaneamente. A dentina colapsa com facilidade sob a secagem com ar, o que resulta em fechamento dos microporos do colágeno intertubular exposto.[68] Para os sistemas de adesão dentinária sem água, à base de acetona, é essencial reumidecer a superfície dentinária com água, antes de aplicar o adesivo;[68] isto permite restaurar os valores de adesão em um

> **Direto ao ponto**
> O condicionamento adequado dos substratos de esmalte e dentina e a subseqüente hibridização destes, confere suficiente retenção a essas restaurações,[9] possibilita a obtenção de um adequado e duradouro selamento[10] e, além disso, reforça a estrutura dental remanescente.[65]

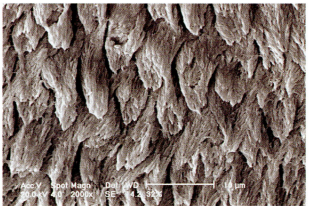
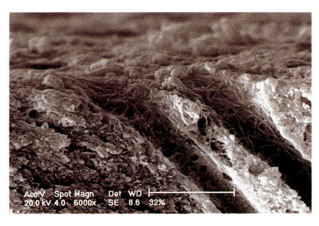

Fig. 24 **Fig. 25**

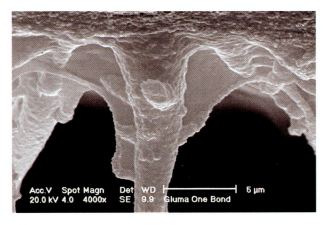

Fig. 26

Fig. 24 – Fotomicrografia que evidencia a microporosidade do esmalte superficial externo criada pelo condicionamento com um gel de ácido fosfórico a 32%. (CD Guilherme Carpena Lopes – estudante do Curso de Mestrado em Dentística da UFSC – Florianópolis – SC).
O adequado condicionamento ácido do esmalte proporciona:
- um considerável aumento na energia livre desse substrato;
- uma diminuição do ângulo de contato dos adesivos com esse tipo de superfície (é o mesmo que dizer que o esmalte torna-se ávido por esses líquidos, aumenta o poder dos mesmos penetrarem nesses espaços);
- um aumento considerável na retenção das restaurações e no vedamento marginal das mesmas; e
- a execução de preparos cavitários mais conservativos e o reforço da estrutura dental após a execução das restaurações adesivas.

Fig. 25 – Fotomicrografia referente à dentina condicionada com um gel de ácido fosfórico a 32% durante 15 segundos. Observe as fibras colágenas expostas pela ação do ácido. (CD Guilherme Carpena Lopes – estudante de Mestrado do Curso de Dentística da UFSC – Florianópolis – SC) Ao contrário daquilo que ocorre no esmalte, após o condicionamento ácido, a energia livre da superfície da dentina diminue. Os "primers" e os "adesivos", subseqüentemente, proporcionam um aumento na energia livre de superfície desse tipo de substrato, tornando-os aptos à "adesão".

Fig. 26 – Fotomicrografia (MEV) evidenciando:
- filamento de adesivo que penetrou no túbulo dentinário;
- camada híbrida; e
- adesivo. (CD Guilherme Carpena Lopes – estudante do Curso de Mestrado em Dentística da UFSC – Florianópolis – SC).

nível comparado à técnica da "adesão molhada".[38-40] Portanto, após o procedimento de secagem, é importante a visualização de um "brilho molhado" na superfície da dentina. Concluído o procedimento de secagem, um sistema adesivo de última geração deve ser, de acordo com as instruções de uso do respectivo fabricante, aplicado sobre os substratos previamente condicionados pelo ácido.

Uma outra alternativa que nos parece promissora é utilizar um dos novos sistemas adesivos,[49,55,64] como por exemplo, os do tipo "self-etching adhesive". A técnica de uso desses sistemas adesivos é totalmente diferente, que elimina a necessidade da etapa do condicionamento ácido prévio dos substratos de esmalte/dentina. Apesar de alguns estudos[49,64] mostrarem resultados promissores, preferimos, ainda, só utilizá-los em cavidades de Classes III e V. Ainda assim, gostaríamos de ressaltar que preferimos usar a técnica do condicionamento ácido total, em especial para os casos de restaurações do ângulo incisal e de dentes anteriores fraturados.

9.6.3. Inserção e polimerização das resinas

Essa etapa do procedimento, dependendo do dente, tamanho e tipo de "cavidade", pode ser relativamente simples, rápida e muito fácil, como também poderá ser muito complexa, demorada e de difícil execução. Assim sendo, as cavidades menores e que não envolvam grandes desafios estéticos, como por exemplo as de Classe III, estritamente proximais, e algumas de Classe V, poderão ser preenchidas de uma só vez e com uma única tonalidade de resina. A resina poderá ser levada à cavidade com o auxílio de uma espátula especial e, subseqüentemente, ser melhor espalhada com a ajuda de um pincel pequeno. O emprego de uma matriz transparente de acetato (para os casos de Classe III) dependerá da preferência do operador, embora o uso delas seja altamente recomendável. Dificilmente haverá a necessidade de um incremento com mais de 2 mm de espessura para essas cavidades. Assim sendo, também a polimerização pode ser feita de uma única vez. Para tal, sugerimos o uso de uma técnica de "polimerização tardia", uma vez que elas parecem apresentar algumas vantagens[19,32,63,66] sobre as técnicas de polimerização tradicionais.

Para as cavidades maiores e/ou mais desafiadoras do ponto de vista estético, sugerimos utilizar uma técnica incremental e que permita a estratificação das resinas referentes ao esmalte e à dentina. Ainda assim, é importante dividirmos aquelas situações em que um fundo de dente é mantido após o preparo, como na maioria dos casos para facetas, daquelas em que a perda de estrutura dental deixa visível o fundo escuro da boca, como por exemplo, em fraturas de dentes anteriores, redução de diastemas, cavidades de Classe IV e cavidades de Classe III amplas.

Na segunda situação, e, em especial em dentes anteriores fraturados, para facilitar a estratificação quantitativa das resinas referentes ao esmalte (preferencialmente uma resina de micropartículas translúcidas ou uma micro-híbrida " translúcida") e a dentina, é mais fácil e estratégico iniciarmos a inserção a partir do esmalte palatal, de modo a criarmos uma espécie de um fundo para os incrementos subseqüentes. Uma espátula especial e o auxílio da ponta do dedo indicador como anteparo palatal para o primeiro incremento da resina referente ao esmalte são ótimos recursos para facilitar a sua inserção e posicionamento. Todavia, a inserção do primeiro incremento de resina referente ao esmalte palatal poderá ser, substancialmente, facilitada mediante a confecção de um molde de silicona, obtido previamente, a partir da restauração de diagnóstico (conforme já descrito). Após a criação do "fundo" de resina referente ao esmalte palatal, proximal e incisal, o operador pode conferir, olhando por incisal ou de viés, se o espaço referente à dentina foi devidamente respeitado. Ao optar pela colocação de um primeiro incremento mais delgado, o operador ainda pode, facilmente, se julgar necessário, acrescentar resina para definir melhor a espessura do esmalte palatal. Uma polimerização de apenas 3 a 5 segundos é, inicialmente, suficiente para esse primeiro incremento.

Em seguida, as resinas referentes à dentina podem ser adequadamente inseridas e polimerizadas. Para tal, é necessário que o operador consulte o mapa cromático previamente desenhado. A inserção dessas resinas deve ser, preferencialmente, feita de cervical para incisal a partir da dentina devidamente hibridizada. Atenção especial deve ser dada às áreas dos mamelões, bem como ao desenho e espaço deixado para a criação dos efeitos de transparências na região do terço incisal. Também é muito importante observar a presença do halo opaco no rebordo incisal. Esse halo pode ser criado por meio da colocação de um pequeno "filete" de uma resina opaca nessa área, de uma resina de cor mais clara (por ex., A1 ou B1), ou idealmente, por meio de cortes estratégicos feitos nessa região, reconstituída por resinas translúcidas. No nosso entendimento, a primeira maneira é a mais fácil de ser feita, e possibilita bons resultados, embora a segunda possibilite resultados mais naturais.

Cada pequeno incremento de resina referente à dentina pode ser levado em posição com uma espátula especial (American Eagle – Carver IPC – EUA), ser espalhado melhor com um pequeno pincel (Cosmedent #1 – EUA), também podendo ser polimerizados, inicialmente, por apenas 3 a 5 segundos. Durante e após a inserção das resinas referentes à dentina e região incisal, o operador deve conferir se o espaço referente ao esmalte vestibular foi mantido. Para tal, basta ele olhar de incisal para cervical. Em seguida, um incremento, em forma de uma pequena bola de resina referente ao esmalte vestibular, deve ser levado em posição e espalhado sobre o dente com o auxílio de uma espátula metálica. Com bastante treinamento e determinação, com o passar do tempo, você irá aprender a fazer com que esse incremento em forma de bola seja adequado e que pouco excesso tenha que ser retirado. Um pincel pode ser utilizado, nessa etapa, para ajudar a determinar a forma inicial da restauração. Para que esse pincel não fique preso na resina, ele pode ser, sutilmente, molhado com um adesivo resinoso não-particulado. Antes de polimerizar o incremento referente ao esmalte vestibular, você deve observar em todos os ângulos possíveis para determinar se há falta ou excesso de material em algum local. Com a experiência que você irá acumular com os anos, poderá deixar a forma final da restauração, praticamente, pronta nessa etapa. O pincel também pode ser usado, nessa fase, para criar detalhes de textura na superfície da resina ainda não polimerizada. Em seguida, a polimerização deve ser completada. Sessenta segundos de polimerização por vestibular seguido de mais 60 segundos por palatal asseguram polimerização adequada. **Outras sugestões e orientações estão disponíveis nas legendas das figuras clínicas.**

> **Direto ao ponto**
> Priorize a confecção e uso de um guia de silicone para auxiliá-lo na etapa de inserção das resinas. Ele poderá ser confeccionado diretamente na boca ou através de um modelo de trabalho.

Não se esqueça que as alterações volumétricas das resinas durante a polimerização podem ser maiores que 7%[30] e gerar forças de contração da ordem de 4 a 7 Mpa,[17,19,22,26,31,45] as quais podem provocar trincas ou fraturas do esmalte marginal. Fendas marginais podem resultar em microinfiltração, sensibilidade pós-operatória,[24] manchamento das margens da restauração e cáries recorrentes. A atenção redobrada durante a inserção das resinas e o uso de uma técnica de polimerização adequada podem auxiliar sobremaneira para reduzir esses possíveis problemas e contribuir para aumentar a longevidade dessas restaurações.

9.6.4. Acabamento e polimento

Caso a etapa de inserção das resinas seja realizada de forma cautelosa, poucos excessos restarão para serem removidos nessa fase; todavia, sempre será necessário realizar o acabamento e polimento dessas restaurações. Também, aqui, podemos dividir as restaurações em aquelas pouco e aquelas muito desafiadoras do ponto de vista estético.

No caso das primeiras, o acabamento e polimento poderá, geralmente, ser todo executado na mesma sessão da realização da restauração. Uma lâmina de bisturi número 12 pode ser utilizada para remover os excessos de material mais grosseiros. Tiras ou discos de lixas de diferentes granulometrias poderão ser utilizados para complementar o procedimento. Um sistema de tiras de lixas aplicadas mecanicamente com o auxílio de um mandril excêntrico (Elastrip-Hawe) é uma ótima alternativa para o acabamento das regiões proximais de difícil acesso.

No caso das restaurações mais desafiadoras, do ponto de vista estético, como por exemplo, as de Classe IV, restaurações de ângulos e facetas, o acabamento e polimento poderá ser, com vantagens, feito em várias etapas e dias diferentes. Nunca se esqueça que a execução dessas restaurações, além de exigir extrema concentração por parte do operador, também consome um expressivo tempo de atendimento. Isso poderá implicar em estresse e cansaço tanto para o operador como para o paciente. Como a etapa de acabamento e polimento é aquela que exige mais atenção e tempo, recomendamos que num primeiro momento apenas sejam executados os ajustes para que não fiquem interferências oclusais em MIH (Máxima Intercuspidação Habitual) e nos movimentos protrusivos e látero-protrusivos. Nesse sentido, concentramos, primeiramente, todos os esforços na superfície palatal (caso ela tenha sido envolta pela restauração) e no rebordo incisal. Para esculpi-la, recomendamos o uso de pontas diamantadas de granulação média em forma de barril ou esférica (Komet-8379.314.021). Essas pontas devem ser usadas em alta velocidade, com refrigeração a ar, porém com velocidade bem reduzida. Após a complementação da forma da superfície palatal e do rebordo incisal, a mesma poderá ser polida com o uso de borrachas abrasivas especiais. Nos casos em que o guia de silicona é usado, essa etapa ficará substancialmente facilitada, pois toda a forma palatal será dada previamente e conferida fora da boca por meio da restauração de diagnóstico.

Conforme já salientado, a realização do acabamento e polimento da superfície vestibular poderá ser feita em outro dia e, para tal, recomendamos, antes, um repasse atento aos detalhes de forma, textura superficial, área plana e ameias dos dentes adjacentes ou dos mapas previamente desenhados. Para visualização e remoção dos excessos subgengivais pode ser usado um dispositivo metálico que permite afastar o tecido mole (Retrator gengival nº 260-Maillefer-Suiça) e uma ponta diamantada afilada, como por exemplo, a número 955EF.314.008

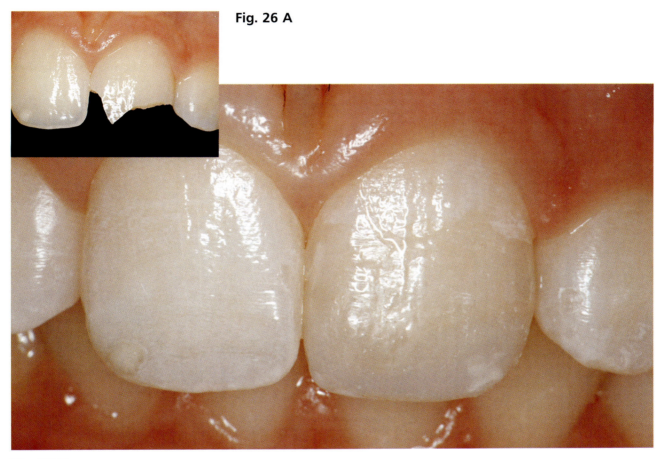

Fig. 26 A

Fig. 26 B

da Komet ou a número MKF 1190FF da KG Sorensen. O uso de pontas diamantadas de granulação fina permite que o operador controle melhor os desgastes, especialmente com relação à manutenção da forma, do que o emprego de disco de lixa, os quais tendem a tornar as superfícies muito lisas e convexas. Os discos, em especial os mais rígidos e de menor diâmetro, são ótimos instrumentos para definir as ameias vestibulares e incisais. Todos os detalhes de textura superficial podem ser criados apenas com o uso da ponta diamantada. Para o polimento, recomendamos o uso de uma pasta especial (Enamelize-Cosmedent – EUA) que deve ser aplicada com um feltro especial (FlexiBuff-Cosmident – USA) e de forma intermitente (Figs. 27 a 31).

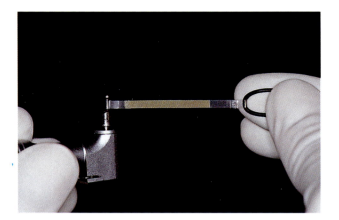
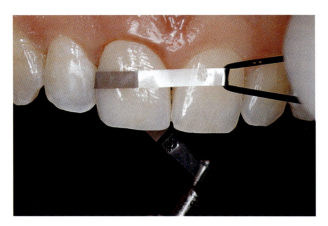

Fig. 27 **Fig. 28**

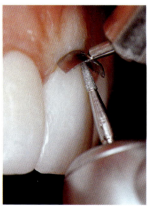
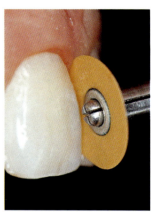
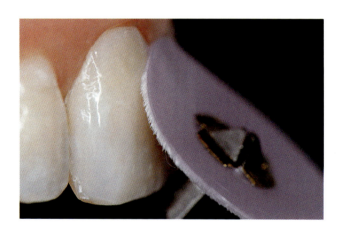

Fig. 29 **Fig. 30** **Fig. 31**

Fig. 27 – Sistema de lixa para acabamento da região proximal de restaurações de resina composta (Elastrip-Howe). Observe que o mandril metálico posicionado no contra-ângulo é excêntrico e que há um "elástico" no outro extremo da lixa para ser apreendido pelos dedos. Esses dois artifícios possibilitam à lixa um movimento de vaivém, quando em ação. Verifique, ainda, que junto ao "elástico circular" (lado direito) há uma porção sem abrasivo. Essa parte da tira é própria para passá-la na região do contato, sem desgastá-lo.

Fig. 28 – Detalhe da lixa posicionada na região da ameia gengival distal de um incisivo superior. Observe que enquanto o contra-ângulo "gira", o elástico é estirado com o auxílio dos dedos. Veja novamente a porção transparente sem abrasivos.

Fig. 29 – Enquanto a margem livre da gengiva é afastada e protegida com um instrumento metálico especial (Retrator Gengival nº 260 – Maillefer), com uma ponta diamantada de granulação fina executa-se o acabamento da margem.

Fig. 30 – Um disco de lixa de granulação fina pode ser utilizado para auxiliar na definição das ameias vestibulares e no acabamento e polimento dessas regiões. Discos espessos, além de, muitas vezes, não entrarem nessas regiões, podem danificar a superfície da restauração.

Fig. 31 – Com um disco especial revestido por uma espécie de feltro e com uma pasta para polimento cria-se o "brilho" na superfície da restauração. Para usar esse tipo de disco, você deve aumentar um pouco a velocidade do micromotor e aplicar o disco, de forma intermitente, contra a superfície da restauração.

Restaurações adesivas diretas em dentes anteriores – técnica clínica resumida – passo a passo

1. Diagnóstico e planejamento. Não se esqueça que essa é a etapa mais importante de qualquer procedimento clínico.
2. Obtenção de espaço mediante o uso de anéis elásticos (casos de lesões proximais e de perda de espaço).
3. Seleção das resinas compostas.
4. Limpeza dos dentes e seleção das cores. Para os casos mais desafiadores, confeccione um mapa cromático.
5. Confecção do ensaio restaurador (especialmente para os casos mais desafiadores).
6. Confecção do molde de silicona (para os casos de dentes anteriores fraturados e redução de diastemas).
7. Anestesia (em muitos casos de dentes anteriores fraturados, muitas vezes, a anestesia não é necessária).
8. Isolamento do campo operatório.
9. "Preparo cavitário", quando necessário, poderá ser realizado com o auxílio de brocas esféricas lisas de tamanho compatíveis com as lesões e em alta velocidade. Brocas esféricas lisas em baixa velocidade podem ser utilizadas para remover o tecido cariado. Em casos de lesões mais amplas, curetas para dentina podem ser utilizadas para auxiliar na remoção do tecido cariado.
10. Confecção do bisel. Lembre-se que nem sempre biséis são necessários. Lembre-se também que eles, eventualmente, podem ser executados após a confecção da restauração. Use pontas diamantadas afiladas para confeccioná-los ou, eventualmente, pontas diamantadas esféricas. Proteja os dentes adjacentes com uma tira de matriz metálica para evitar acidentes.
11. Considere, de acordo com o tipo de cavidade, a necessidade de uso de uma matriz. Em caso de Classe III, sempre que possível, use uma matriz. Adapte-a e estabilize-a com o auxílio de uma cunha de madeira. Em casos de dentes anteriores fraturados, julgue a necessidade e conveniência de usar o molde de silicona.
12. Com um gel de ácido fosfórico apropriado, condicione os substratos de esmalte e dentina por 15 segundos. Cuide para que o ácido não toque na superfície proximal dos dente adjacentes. Para tal, proteja-a com uma fita matriz.
13. Lavagem com spray de ar/água e secagem com suaves jatos de ar, e de modo a deixar a dentina com um "aspecto molhado" na superfície.
14. Com um pincel descartável, aplicar um sistema adesivo de última geração sobre os substratos condicionados pelo ácido. Atenção especial para as recomendações de uso do respectivo fabricante. Em seguida, polimerizar.
15. Proceder à inserção das resinas de acordo com o tipo e tamanho da "cavidade". Usar uma resina micro-híbrida para reproduzir a dentina e outra de micropartículas para o esmalte. Polimerizar cada incremento por poucos segundos.
16. Complementar a polimerização por 60 segundos.
17. Remover o dique de borracha (se for o caso).
18. Checar a oclusão (se for o caso).
19. Remover os excessos mais grosseiros com o auxílio de lâminas de bisturi e pontas diamantadas de granulação ultrafina.
20. Execução do acabamento e polimento. Não se esqueça que, se você for atencioso na fase de inserção, poderá deixar essa etapa para um outro dia em que os seus olhos estejam mais descansados. Use instrumentos em ordem de abrasividade decrescente.

10. Casos clínicos

Criamos essa seção específica com o objetivo principal de, por meio da apresentação de alguns casos clínicos, muito freqüentes no dia-a-dia dos estudantes e profissionais (experientes ou não), complementarmos algumas explicações em relação a alguns aspectos importantes, previamente discutidos, bem como demonstrarmos, passo a passo, a execução dessas restaurações. Apesar de, em princípio, a ordem de apresentação dos casos clínicos parecer ser do mais simples ao mais complexo, gostaríamos de, novamente, ressaltar que, por exemplo, as restaurações do "tipo Classe III" são, geralmente, muito difíceis de serem executadas e não raro ficam visíveis. Nunca se esqueça que cometemos mais erros, com freqüência, naquilo que mais fazemos. Como os procedimentos ditos "simples" são os mais freqüentes, acabamos errando mais ao executá-los. Ou seja, se você sempre dispensar a esses procedimentos a máxima atenção e os cuidados possíveis você irá, provavelmente, fazê-los bem e, obviamente, terá condições de, na maioria do tempo, ser um bom profissional. A necessidade de muitos dos procedimentos restauradores referidos como complicados e difíceis de serem solucionados surge em decorrência da negligência e erros de alguns operadores em relação àqueles referidos como simples. Dessa forma, todos os procedimentos requerem diagnóstico, planejamento, uma esmerada etapa de execução e subseqüente controle ao longo do tempo.

Assim sendo, para complementarmos algumas importantes informações descritas nos itens anteriores, escolhemos 12 casos clínicos representativos e procuramos detalhar as informações nas legendas das figuras.

Estrategicamente, repetimos, várias vezes, figuras e etapas semelhantes para que você possa entendê-las e fixá-las melhor. Portanto, não deixe de ler as legendas das figuras.

Essa seção foi dividida em 4 partes:

▶ **Preparo e restauração de cavidades de Classe III (4 casos clínicos).**

▶ **Preparo e restauração de cavidades de Classe V (2 casos clínicos).**

▶ **Preparo e restauração de cavidades de Classe IV (3 casos clínicos).**

▶ **Redução e/ou fechamento de diastemas (3 casos clínicos).**

Atenção: Conforme você pode verificar no texto, a não-inclusão de casos clínicos com preparos em bisel não significa dizer que somos contra isso ou que é errado fazê-lo. No nosso entender, julgamos muito importante que você constate que mesmo podendo ser mais difícil a execução dessas restaurações sem bisel, elas são viáveis e possibilitam "bons" resultados do ponto de vista estético. Siga em frente e confira.

Preparo e Restauração de Cavidades de Classe III

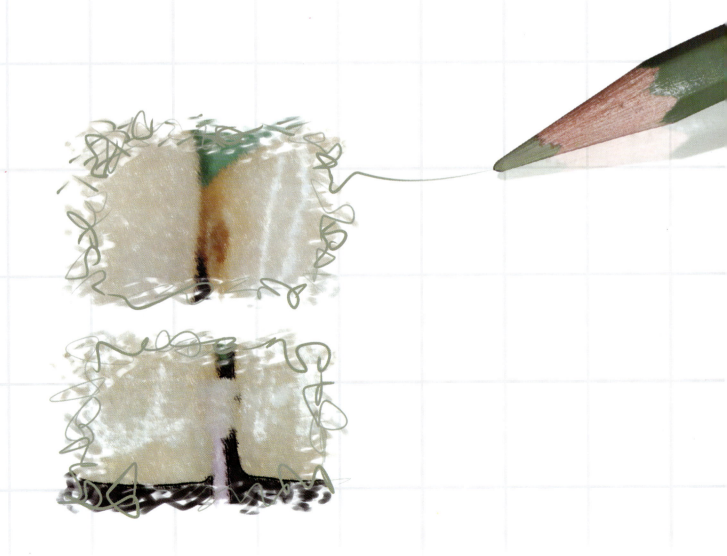

Caso Clínico 1 – Preparo e restauração de cavidades de classe III, com acesso direto, obtido por meio de separação dental

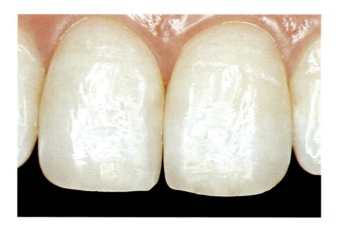

Fig. 32

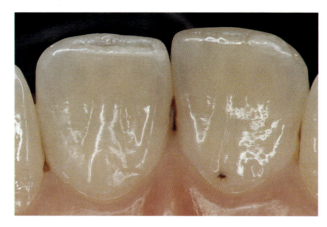

Fig. 33

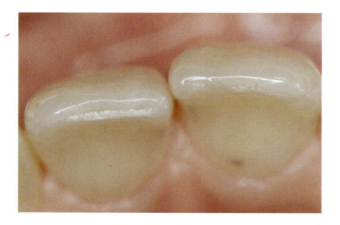

Fig. 34

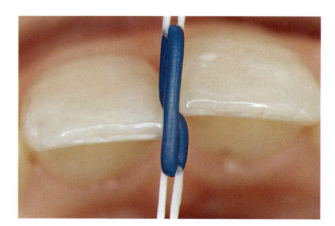

Fig. 35

Fig. 32 – Visão vestibular dos incisivos centrais superiores de uma mulher com 22 anos de idade. O exame geral revelou presença de várias lesões cariosas ativas nos dentes posteriores e a constatação de que a paciente fazia uso de uma "dieta cariogênica", associada a métodos de higiene bucal pobres. Observe com atenção o "halo escuro" sob o esmalte vestibuloproximal do dente 11. Observe, ainda, com atenção, a mancha branca opaca no esmalte da superfície proximal, visível do dente 22.

Fig. 33 – Numa visão por palatal, a suspeita da presença de lesões cariosas nas superfícies proximais mesiais dos incisivos centrais parece se confirmar. Todavia, observe que apenas essa visão não nos permite visualizar se as lesões são cavitadas ou não.

Fig. 34 – Numa visão por incisal, dá para perceber a inclinação do dente 11 para lingual em relação ao 21, da mesma forma que se pode perceber um aspecto "acinzentado" nas superfícies palatoproximais, equivalentes às supostas "lesões cariosas".

Fig. 35 – Um "anel elástico", com o auxílio de duas alças de fio dental, é pressionado entre os dentes de modo a envolver a região do contato. Anéis de diferentes espessuras podem, subseqüentemente, ser utilizados para tornarem o procedimento menos desagradável. Muitas vezes, antes de tentar colocar o anel de borracha, para evitar o seu rompimento, poderá ser estratégico e vantajoso separar, previamente, os dentes, com uma cunha de madeira. Tiras de borracha de diferentes espessuras, além de serem mais econômicas, proporcionam uma separação dental mais rápida.

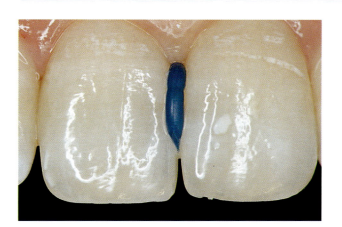
Fig. 36

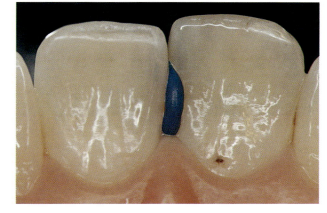
Fig. 37

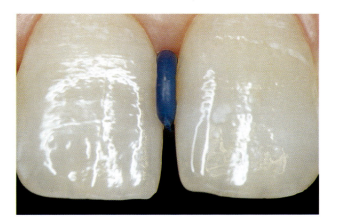
Fig. 38

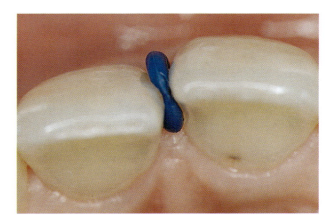
Fig. 39

Figs. 36 e 37 – Observe que o anel elástico foi colocado bem na região do contato proximal, o qual, nesse caso, está deslocado bem para gengival. Observe que a porção incisal do anel parece estar "mordida" e a ponto de romper.

Figs. 38 e 39 – Dois dias após a colocação do "anel elástico", este parece estar solto entre os dentes. Observe o amplo espaço obtido. Caso a separação dental seja, nesse momento, julgada insatisfatória, um novo anel ou uma tira de maior espessura poderá ser recolocado entre os dentes por mais um ou dois dias.

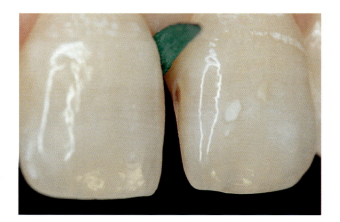
Fig. 40

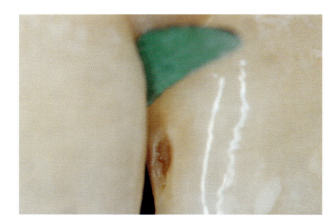
Fig. 41

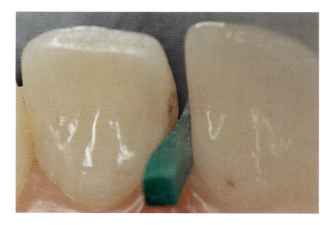
Fig. 42

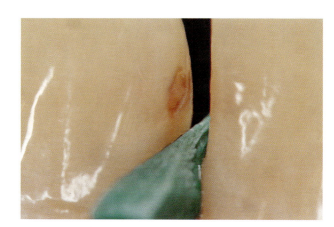
Fig. 43

Figs. 40 e 41 – Imediatamente após a remoção do anel elástico, uma cunha de madeira deve ser colocada entre os dentes para possibilitar a manutenção do espaço obtido, e, assim, viabilizar exame adequado das superfícies proximais. Nessas duas figuras podemos constatar a presença de lesão cariosa primária cavitada na superfície mesial do dente 21. O fato de esse dente estar ligeiramente vestibularizado favorece o exame e o acesso por vestibular.

Figs. 42 e 43 – Ao contrário do dente 21, o 11, por estar lingualizado, facilita o exame e o acesso por palatal. Nessas figuras, podemos constatar a presença de lesão cariosa cavitada, também, na superfície do dente 11.

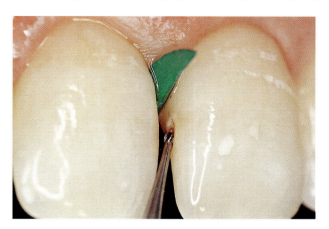
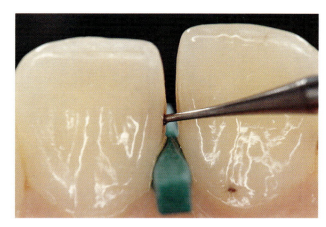

Fig. 44   Fig. 45

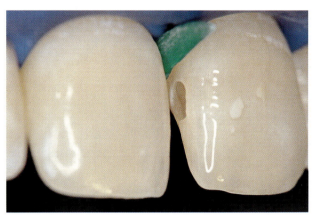
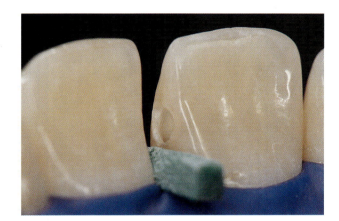

Fig. 46   Fig. 47

Fig. 44 – Com uma broca esférica lisa de tamanho compatível com a lesão cavitada testamos a via de acesso direto a partir da região do vestíbulo. Verifique que o espaço obtido com a separação e a inclinação do dente favorece esse procedimento. Todo o preparo, que no caso irá constituir-se apenas na remoção da lesão cariosa na região da cavitação, pode ser executado apenas com essa broca. Eventualmente, pequenas colheres para dentina podem ser utilizadas para remover o tecido dentinário infectado. Corantes evidenciadores de tecido infectado também podem, nesse estágio, ser utilizados.

Fig. 45 – Ao contrário do observado na figura 44, em função da inclinação que o dente 11 apresenta, nesse caso, o acesso direto a partir da palatal é mais fácil e recomendável. Verifique que a parte ativa da broca esférica fica quase toda "escondida" dentro da cavidade de cárie. Em ambos os casos, o operador deve ter o máximo cuidado para que a haste da broca não fique tocando no dente adjacente, pois isso, também, pode danificá-lo. Uma alternativa para evitar acidentes é proteger as superfícies dos dentes adjacentes com uma matriz metálica.

Figs. 46 e 47 – Essas figuras dão uma "visão de viés" dos preparos concluídos. Observe que a forma e o tamanho das cavidades são muito parecidas com aquelas das lesões primárias visíveis nas figuras 40 a 43.

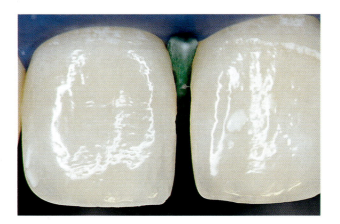
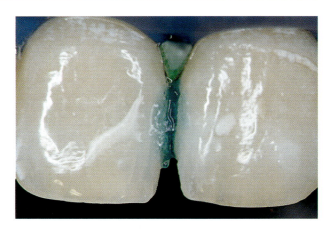

Fig. 48   **Fig. 49**

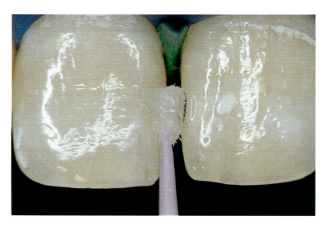
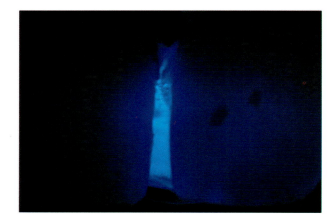

Fig. 50   **Fig. 51**

Fig. 48 – Numa visão por vestibular pode-se perceber que os preparos não comprometeram em nada as superfícies proximais visíveis. A execução de um bisel, nesses casos, iria estender a restauração às áreas visíveis, podendo, assim, ao contrário do que se espera, comprometer a estética. Nessa etapa, as cavidades devem ser adequadamente limpas. O uso de jato de bicarbonato de sódio representa uma ótima alternativa para tal finalidade.

Fig. 49 – Um gel de ácido fosfórico a 35% é aplicado, simultaneamente, em ambas as cavidades e superfícies proximais, por 15 segundos. Em seguida, o ácido e os subprodutos da sua ação devem ser lavados com um "spray" de ar/água. A secagem deve ser feita com jatos de ar suaves, de modo que a dentina permaneça com um "brilho molhado" na superfície. Idealmente, em especial para aqueles que têm pouca experiência, deveria concluir todo o procedimento restaurador de um dos dentes para depois iniciar os procedimentos no dente adjacente. Apesar da nossa larga experiência clínica, ao contrário do que é demonstrado nessa figura, continuamos preferindo executá-las uma a uma.

Fig. 50 – Com um pincel descartável, um adesivo resinoso "do tipo um só frasco" é aplicado, de acordo com as instruções do fabricante, sobre os substratos condicionados pelo ácido. É muito importante que o operador certifique-se das instruções do fabricante, pois qualquer erro nessa etapa pode ser fatal para a longevidade da restauração.

Fig. 51 – Com um fotopolimerizador adequado (veja o Caderno Específico), o adesivo deve ser polimerizado pelo tempo recomendado pelo respectivo fabricante. Observe que, nesse caso, a luz foi posicionada por palatal e que ela parece, "atravessar" a estrutura dental na região das cavidades.

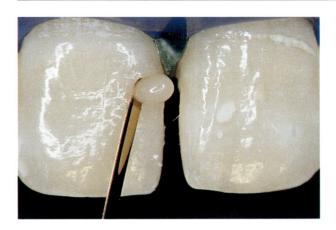
Fig. 52

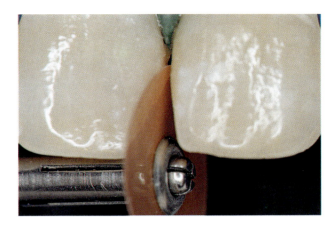
Fig. 53

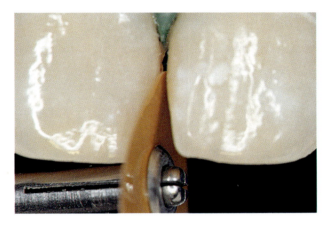
Fig. 54

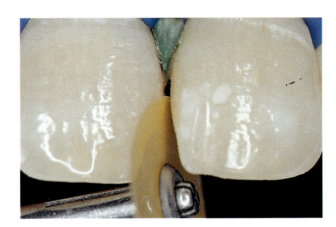
Fig. 55

Fig. 52 – Com uma espátula especial e muito delgada, uma pequena porção de resina é levada à cavidade de modo a preenchê-la. Não se esqueça que ambas as cavidades são diminutas, podendo estas, ser preenchidas de uma única vez. Em seguida, a resina deve ser polimerizada de acordo com a instrução do respectivo fabricante. Não se esqueça que, por não haver grande interferência estética (para não dizermos nenhuma), nesse caso, a seleção da cor e do tipo de resina não é tão importante.

Figs. 53 a 55 – Em função do espaço obtido pela separação dental, uma seqüência de discos abrasivos (da maior para a menor granulometria) pode ser utilizada para executar o acabamento e polimento das restaurações. Verifique que, nessa série de discos (Sof-Lex 3M Company), a cor da base circular plástica dos mesmos altera com a mudança da granulometria.

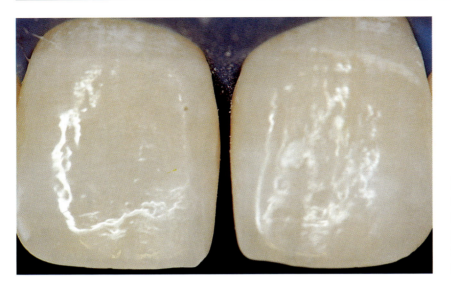

Fig. 56 – Visão vestibular após a execução das restaurações e remoção da cunha de madeira da região gengival. Observe o amplo espaço interproximal obtido pela separação dental.

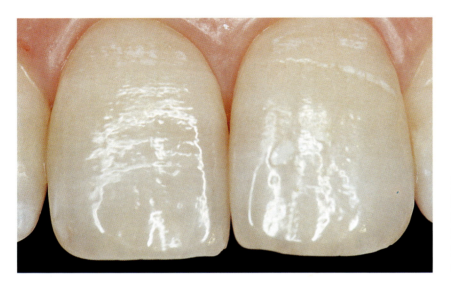

Figs. 57 e 58 – Visão vestibular e palatal, 7 dias após a execução das restaurações. Observe que os dentes voltaram para a posição original e que as restaurações não são visíveis.

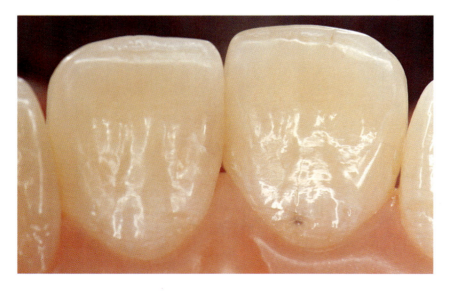

Fig. 58

Caso Clínico 2 – Preparo e restauração de cavidades de classe III, com acesso direto, por vestibular

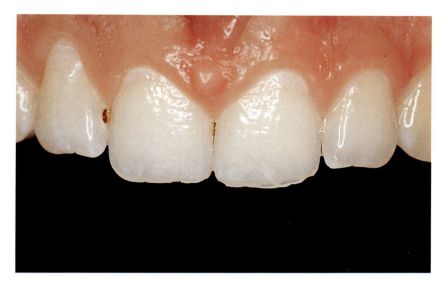
Fig. 59

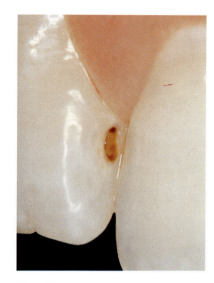
Fig. 60

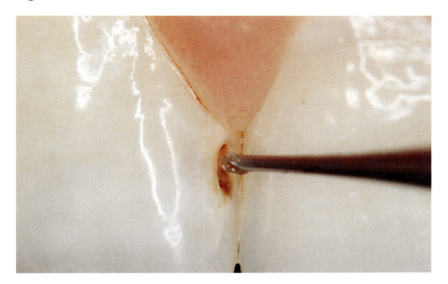
Fig. 61

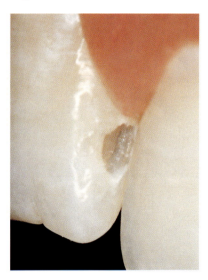
Fig. 62

Fig. 59 – Visão vestibular dos incisivos superiores de um homem com 23 anos de idade, com destaque para a presença de uma lesão cariosa cavitada e ativa, na superfície proximal mesial do dente 12. No exame geral (clínico e radiográfico), foram encontradas mais duas lesões ativas.

Fig. 60 – Numa visão aumentada e de viés, pode-se observar melhor a região da cavidade, bem como as margens esbranquiçadas do esmalte que circunda a cavidade.

Fig. 61 – Com uma broca esférica lisa de tamanho compatível com a lesão, o operador testa o melhor ângulo de acesso para a execução do preparo.

Fig. 62 – Após a remoção do tecido infectado, nota-se que, nesse caso em particular, ocorreu um discreto aumento no tamanho da cavidade final em relação à lesão primária visível na figura 60. Ainda assim, na região junto à margem livre da gengiva foi deixado esmalte sem apoio dentinário. Observe que foi mantida uma parede palatal toda em esmalte (uma vez que a lesão cariosa não havia comprometido essa região).

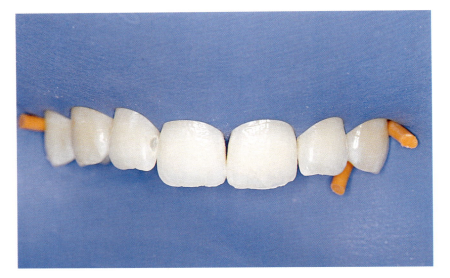

Fig. 63

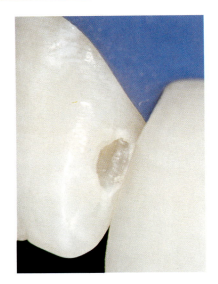

Fig. 64

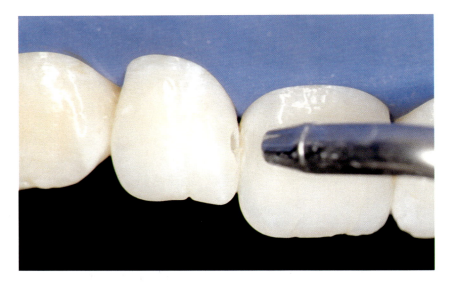

Fig. 65

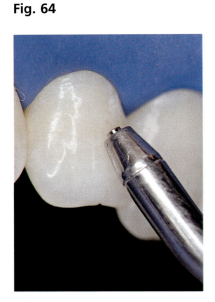

Fig. 66

Fig. 63 – O dique de borracha pode ser colocado antes do preparo cavitário ou, como nesse caso, após o preparo, devendo, idealmente, ser estendido alguns dentes distal e mesialmente ao dente a ser restaurado. Isso, além de facilitar a visão, facilita as manobras operatórias, especialmente em relação ao uso de matrizes. Observe que a borracha está bem "invaginada" dentro do sulco gengival e que não há dobras da mesma nas regiões interproximais. Essas são condições indispensáveis para um bom isolamento. Observe, ainda, a presença dos "stops" dentais em amarelo.

Fig. 64 – Compare esta figura com a de nº 62 e perceba que a borracha do dique afastou o tecido gengival, permitindo uma melhor visão da região da margem cervical. O operador deve ter cuidado especial para que não haja excesso e dobra da borracha no espaço interproximal. Isto dificulta a inserção da cunha de madeira e inviabiliza a restauração.

Figs. 65 e 66 – Com um jato de bicarbonato de sódio, a cavidade e os dentes devem ser adequadamente limpos. Subseqüentemente, uma lavagem com um "spray" de ar/água é altamente recomendável. O uso de impulso suave com um jato de óxido de alumínio também pode ser conveniente. Nesse caso, é oportuno proteger os dentes adjacentes com uma fita matriz, durante o jateamento.

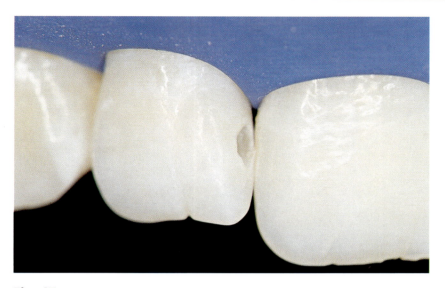
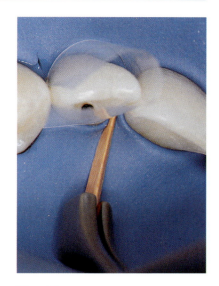

Fig. 67 **Fig. 68**

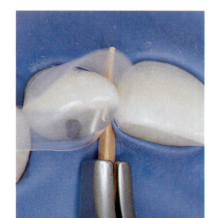
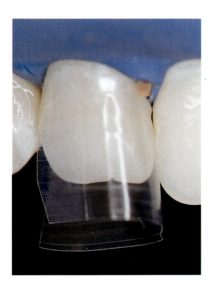
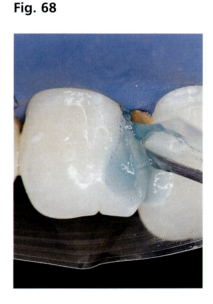

Fig. 69 **Fig. 70** **Fig. 71**

Fig. 67 – Após o preparo e a limpeza da cavidade com um jato de bicarbonato de sódio, pode-se verificar que foi mantido o contato entre os dentes e que, ao contrário da primeira impressão obtida com a figura 62, a cavidade parece ter dimensões iguais às da lesão de cárie primária (compare com a Fig. 59).

Figs. 68 e 69 – Mesmo sabendo que inúmeros profissionais são capazes de restaurar essas cavidades sem o uso de matrizes, aconselhamos fortemente que aqueles que estão iniciando nessa área, além de usarem uma matriz, não se esqueçam de colocar uma cunha de madeira. A cunha deve ser colocada a partir do sentido contrário da abertura das cavidades, como mostra a figura. Observe que o operador está usando uma pinça especial para apreender e inserir a cunha entre os dentes. Cuidado especial, que muitas vezes deve ser tomado, é o de estirar o festão de borracha interproximal, enquanto a cunha é pressionada entre os dentes.

Fig. 70 – Observe que a cunha estabiliza a matriz junto à margem gengival. Observe, ainda, que a matriz, por ter sido previamente "brunida" contra o cabo de um espelho clínico, dobra-se sobre o dente. Um outro pequeno e importante detalhe a ser observado diz respeito ao tamanho da matriz. Observe que esta, praticamente, envolve apenas o dente a ser restaurado. Essa matriz, nesse caso, não tem o objetivo de definir a forma da restauração e, sim, o de evitar o possível excesso na região gengival.

Fig. 71 – Com a matriz afastada do dente, um gel de ácido fosfórico a 35% é colocado dentro da cavidade sobre a superfície proximal e considerável porção da superfície vestibular. O ácido é deixado em posição, por 15 segundos, devendo, em seguida, ser lavado com "spray" de ar/água.

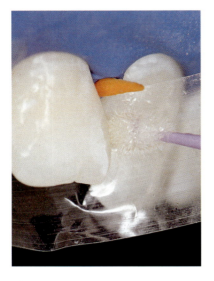
Fig. 72

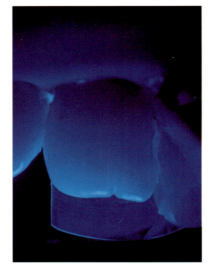
Fig. 73

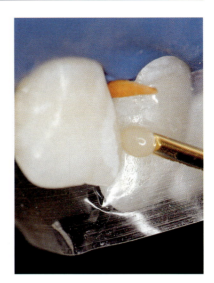
Fig. 74

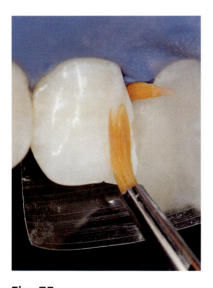
Fig. 75

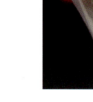
Fig. 75 A

Fig. 72 – Com um pincel descartável (não reaproveite pincéis), um adesivo do tipo "um só frasco" é, de acordo com as recomendações do fabricante, aplicado sobre os tecidos condicionados pelo ácido.

Fig. 73 – Com um fotopolimerizador adequado, o adesivo deve ser polimerizado de acordo com as recomendações do fabricante.

Fig. 74 – Tal qual no caso nº 1, um pequeno e único incremento de resina composta pode ser utilizado para preencher essas cavidades. Todavia, mesmo nesses casos, pode ser vantajoso fazer a inserção e o preenchimento com vários pequenos incrementos, os quais devem ser, separadamente, polimerizados.

Figs. 75 e 75 A – Após o preenchimento da cavidade, nos casos de emprego de um único incremento, ou após a colocação do último incremento referente ao esmalte, nos casos de emprego de múltiplos incrementos, um pincel pode ser utilizado para definir melhor a forma final.

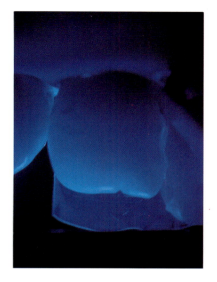
Fig. 76

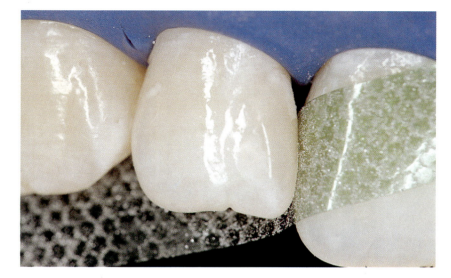
Fig. 77

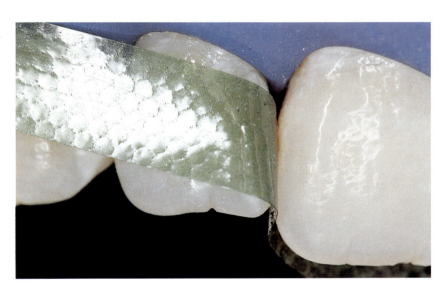
Fig. 78

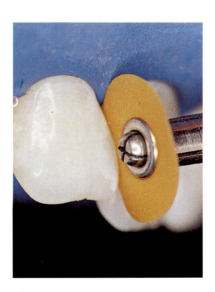
Fig. 79

Fig. 76 – A polimerização da resina pode ser iniciada por palatal através da estrutura dental e ser complementada por vestibular, pelo tempo recomendado pelo fabricante.

Figs. 77 e 78 – Com uma tira de lixa especial, executa-se o acabamento proximal, de modo a manter a forma do ângulo proximal/palatal (Fig. 77) e próximo/vestibular (Fig. 78). Observe com atenção que, enquanto a lixa trabalha na palatal, ela se afasta da vestibular (Fig. 77) e, ao contrário, enquanto a lixa trabalha na vestibular, ela se afasta da palatal (Fig. 79).

Figs. 79 e 80 – Com uma série de discos abrasivos (Sof-Lex – 3M Company), executa-se o acabamento e polimento da porção vestibular visível da restauração.

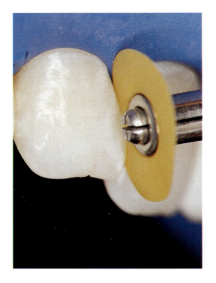
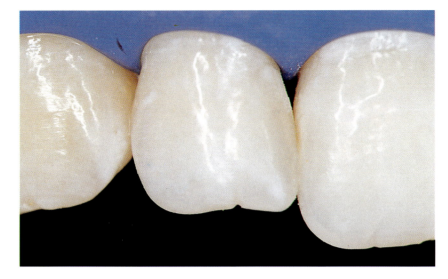

Fig. 80　　　　　　　　　　Fig. 81

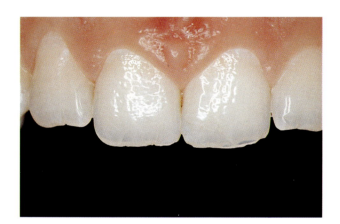
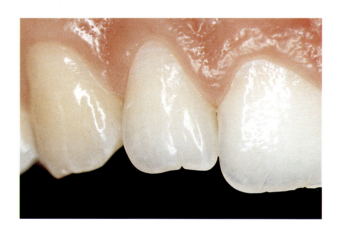

Fig. 82　　　　　　　　　　Fig. 83

Fig. 81 – Após o acabamento e polimento pode-se (em função da desidratação que os dentes sofreram pelo do uso do dique de borracha), observar nitidamente a restauração. Em função disso, o operador deve ter o cuidado de avisar ao paciente que logo após e nas primeiras horas após a remoção do dique de borracha, a restauração irá ficar visível, e que com o passar das horas os dentes irão reidratar, e a diferença de cor poderá (caso a cor da resina esteja correta) desaparecer.

Figs. 82 e 83 – Aparência final uma semana após a execução das restaurações.

Caso Clínico 3 – Preparo e restauração de cavidades de classe III, com acesso palatal

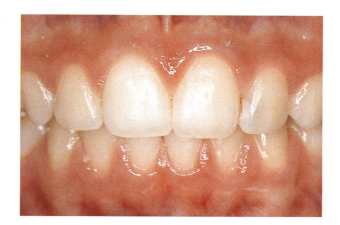

Fig. 84

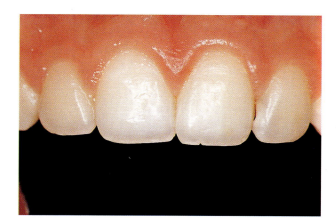

Fig. 84 A

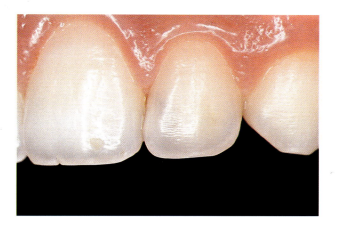

Fig. 85

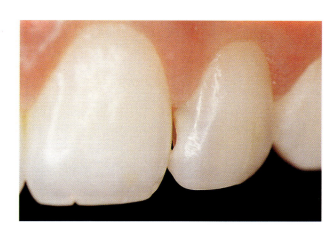

Fig. 86

Figs. 84 e 84 A – Visão vestibular dos dentes anteriores superiores de um jovem com 20 anos de idade, com imagem compatível, com lesão cariosa na região da superfície proximal mesial do dente 22.

Fig. 85 – Num "close-up" frontal do dente 22, pode-se observar a presença de um halo escuro e em forma de "meia-lua", sob o esmalte próximo-vestibular.

Figs. 86 e 87 – Numa visão por vestibular e de viés, a presença da lesão torna-se óbvia e é confirmada pela visão palatal da figura 87. Verifique que a situação aqui é oposta àquela observada no caso clínico anterior. Ou seja, o rompimento da parede palatal pela lesão cariosa determina o acesso por essa via.

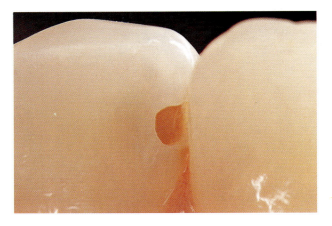

Fig. 87

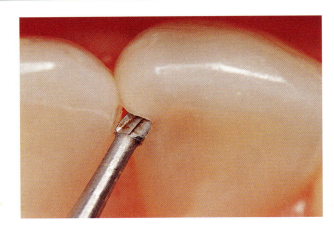

Fig. 88

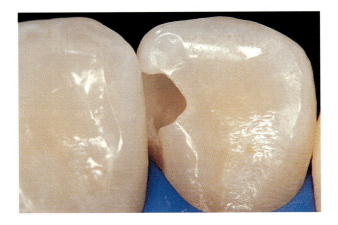

Fig. 89

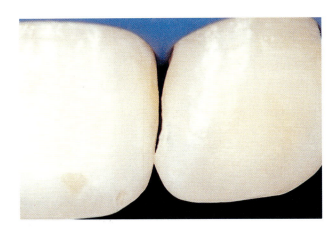

Fig. 90

Fig. 88 – Com uma broca esférica lisa de tamanho compatível com a lesão, o operador testa a via de acesso palatal, de modo que a broca não toque no dente adjacente. Uma ótima estratégia é proteger o dente adjacente com o auxílio de uma fita metálica. Infelizmente, esse artifício "rouba" um pouco a visibilidade.

Fig. 89 – Detalhe da cavidade concluída, com destaque para a manutenção da parede de esmalte, na região vestibular. Observe que a cavidade concluída tem, praticamente, dimensões e formatos iguais aos da lesão de cárie primária. Essa cavidade foi toda preparada apenas com broca esférica, visível na figura 88.

Fig. 90 – Após a execução do preparo através do acesso palatal, pode-se observar a manutenção da parede de esmalte vestibular. Veja que a confecção de um bisel nesse tipo de cavidade iria levar a margem para área mais visível e, por conseqüência, poderia prejudicar a aparência.

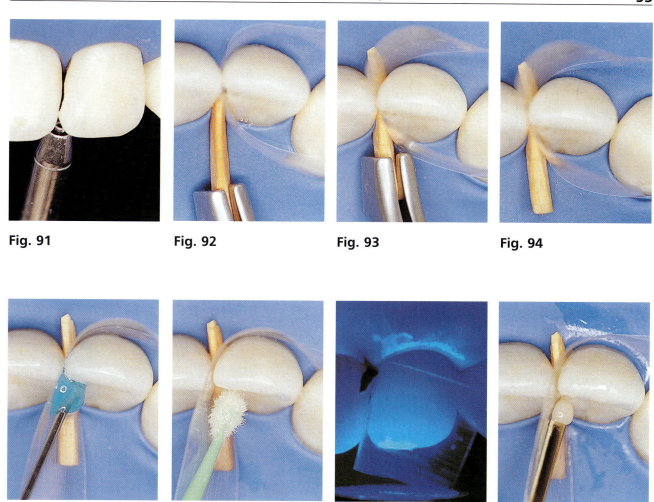

Fig. 91 Fig. 92 Fig. 93 Fig. 94
Fig. 95 Fig. 96 Fig. 97 Fig. 98

Fig. 91 – Um jato de bicarbonato de sódio é utilizado para limpar a região da cavidade preparada, e as superfícies palatina e proximal. Subseqüentemente, deve ser feita uma lavagem com um "spray" de ar/água e secagem com suaves jatos de ar.

Figs. 92 a 94 – Após a colocação de uma matriz de acetato, uma cunha de madeira, com o auxílio de uma pinça clínica, é levada em posição. Muitas vezes, a cunha deve, com o auxílio de um disco de papel ou de uma lâmina de bisturi, ser afinada para poder ser posicionada. Observe na figura 94 que o festão de borracha interproximal não prejudica a colocação da cunha.

Fig. 95 – Com o auxílio de uma cânula delgada, um gel de ácido fosfórico a 35% é colocado dentro da cavidade e na porção da superfície palatal, durante 15 segundos. Em seguida, ele deve ser lavado com um "spray" de ar/água e a cavidade deve ser seca com o auxílio de pequenas bolas de algodão (se o acesso permitir) e suaves jatos de ar.

Figs. 96 e 97 – Com um pincel descartável, um sistema adesivo resinoso do "tipo um só frasco", deve, de acordo com as instruções do fabricante, ser aplicado e polimerizado (Fig. 97).

Figs. 98 a 100 – Com uma espátula delgada, uma pequena esfera de resina composta é levada contra a parede de esmalte vestibular e, em seguida, polimerizada. Subseqüentemente, a cavidade é preenchida por resina composta, a matriz é levada em posição com o auxílio dos dedos polegar e indicador (Fig. 99) e a resina é polimerizada a partir da palatal (Fig. 100).

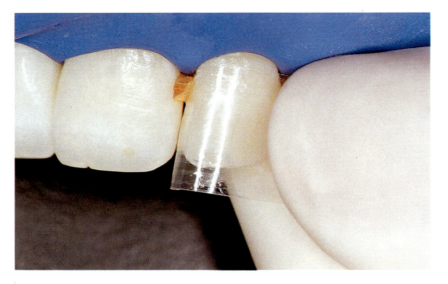
Fig. 99

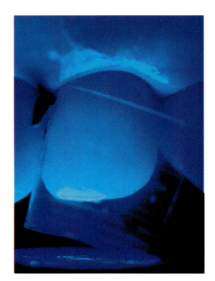
Fig. 100

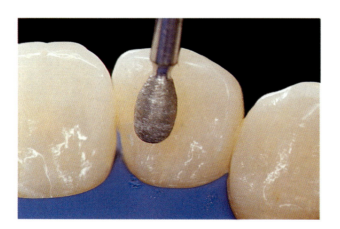
Fig. 101

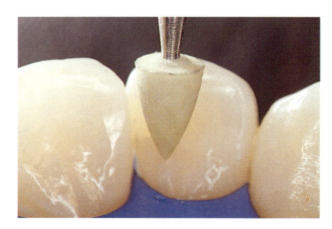
Fig. 102

Fig. 101 – Com uma ponta diamantada em "forma de barril", os excessos de resina são removidos da região palatal. Esse mesmo tipo de ponta também é usado para definir a forma palatal. Pontas diamantadas com formato esférico ou em "forma de chama" também representam uma ótima opção para essa finalidade. Da mesma forma, brocas multilaminadas também podem ser usadas.

Fig. 102 – Com uma seqüência de borrachas abrasivas (Ultradent), executa-se o polimento da restauração na região palatal. Essas borrachas devem ser sutilmente aplicadas e de forma intermitente. Elas, em geral, podem ser utilizadas num número expressivo de restaurações.

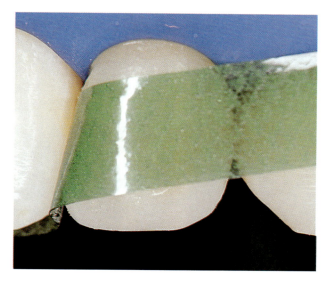

Fig. 103

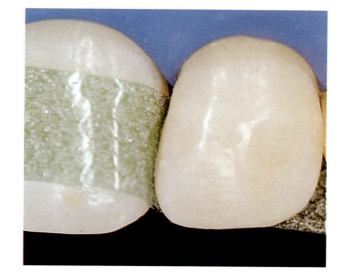

Fig. 104

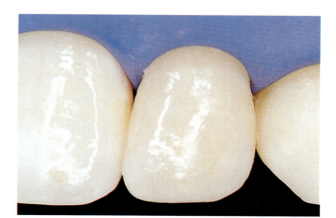

Fig. 105

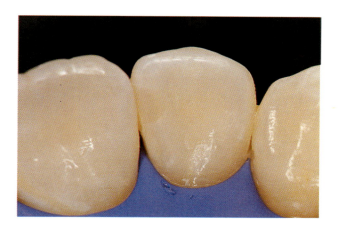

Fig. 106

Figs. 103 e 104 – Tiras de lixas com granulometria decrescente são usadas para realizar o acabamento e polimento das superfícies proximais. Verifique que a posição da lixa é modificada para a realização do acabamento das regiões vestibuloproximal (Fig. 104) e linguoproximal. O emprego da lixa sem esse cuidado particular pode implicar na execução de uma superfície proximal "achatada". Um outro cuidado especial durante esse procedimento é evitar desgastar a resina, ou o próprio dente, da região do contato proximal.
Fig. 105 – Visão vestibular imediatamente após a conclusão do acabamento e polimento da restauração. Como era esperado, a restauração não é visível nesse ângulo de visão; todavia, observe que a "meia-lua" visível na figura 85, decorrente da lesão cariosa, desapareceu por completo.
Fig. 106 – Numa visão por palatal, em função da desidratação do dente, a restauração pode ser facilmente identificada. Todavia, não se esqueça, mesmo que ela ficasse assim, não seria visível durante a função normal.

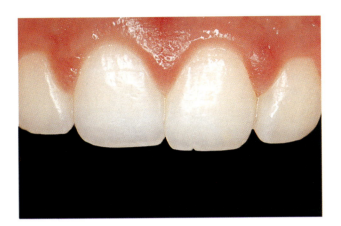

Fig. 107

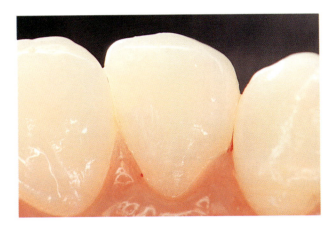

Fig. 108

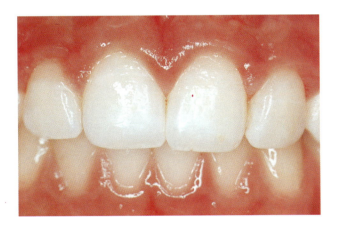

Fig. 108 A

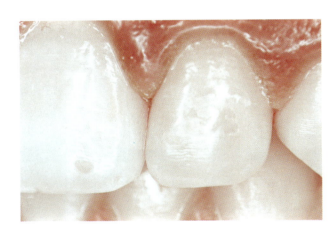

Fig. 108 B

Fig. 107 – Numa visão frontal obtida uma semana após a execução da restauração, pode-se perceber que os dentes readquiriram a cor inicial e que, especialmente, o aspecto negativo, observado nas figuras 84 e 85, desapareceu por completo.

Figs. 108 A e B – Numa visão frontal, obtida 7 dias após a execução da restauração, é praticamente imperceptível.

Caso Clínico 4 – Preparo e restauração de cavidades de classe III, substituição de restauração de classe III

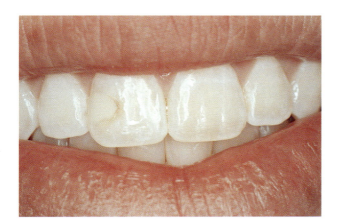

Fig. 109

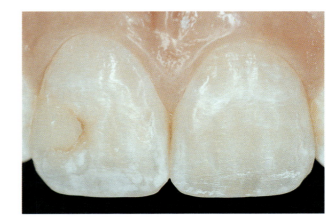

Fig. 110

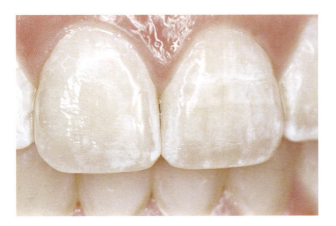

Fig. 111

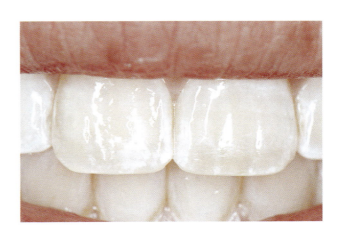

Fig. 112

Figs. 109 e 110 – Visão vestibular dos dentes anteriores superiores de uma jovem com 18 anos de idade. Observe a presença de uma ampla restauração próximo-vestibular na região distal do dente 11. Observe a mancha escura na margem da restauração.

Figs. 111 e 112 – Após a substituição da restauração, pode-se perceber o resultado bastante favorável, mesmo sem a execução de bisel. Na figura 111, pode-se, com bastante esforço, perceber que a resina foi sutilmente colocada sobre parte da superfície vestibular não biselada. Todavia, na figura 112, na qual o paciente está com os lábios em posição, a restauração parece desaparecer por completo.

Revisão da técnica para cavidades de classe III (passo a passo):

1. **Limpeza dos dentes** – Execute a limpeza com uma pasta profilática livre de óleo ou com um jato de bicarbonato de sódio;

2. **Seleção da resina composta** – Para evitar ou minimizar o possível efeito de "meia-lua", tão comum nesse tipo de restauração, priorize o emprego de uma resina do tipo micro-híbrida ou uma associação delas com uma resina de micropartículas (a micro-híbrida para a reprodução da dentina artificial e a de micropartículas para o esmalte vestibular);

3. **Seleção das cores** – O uso de uma escala de cores fornecida pelo fabricante da resina que você escolheu para trabalhar pode, inicialmente, facilitar esse procedimento. Comprove a escolha da cor selecionada polimerizando, por 60 segundos, uma pequena porção da resina sobre a superfície vestibular do dente. Em seguida, molhe a resina e observe atentamente;

4. **Anestesia**;

5. **Isolamento do campo operatório** – O emprego do dique de borracha é altamente recomendado e vantajoso. Nesses casos evite o uso de grampos, apenas o travamento da borracha com um "stop" na região distal dos caninos é, geralmente, suficiente. O isolamento relativo também pode ser utilizado;

6. **Preparo da cavidade** – O preparo poderá ser necessário em decorrência da presença de uma restauração insatisfatória ou de uma lesão primária de cárie. Ele constitui-se, geralmente, apenas na remoção da restauração e/ou lesão cariosa. A execução de um bisel também poderá ser necessária. Para remoção de restaurações de resina empregue pontas diamantadas esféricas em alta velocidade (evite o uso de água). Para remoção de lesões cariosas use brocas esféricas lisas e curetas para dentina. O emprego de uma solução corante para identificar tecido cariado pode ser uma ótima alternativa. Quando se tratar de duas cavidades contíguas em dentes adjacentes prepare primeiro a maior;

7. **Limpeza da cavidade** – O emprego de um suave jato de bicarbonato de sódio é uma ótima alternativa para tal finalidade. Em seguida lave com um spray de ar/água e seque com suaves jatos de ar.

8. **Colocação e estabilização da matriz** – Primeiro verifique se a matriz é realmente, necessária. Sendo, recorte uma porção de uma tira plástica especial, a brune com o cabo de um instrumento metálico e a estabilize na região proximal com o auxílio de uma cunha de madeira. Procure inserir a cunha do sentido contrário ao da abertura cavitária para a região da cavidade. Quando se tratar de duas cavidades contíguas em dentes vizinhos, restaure primeiro a menor. Evite restaurar as duas simultaneamente;

9. **Condicionamento ácido do esmalte e dentina** – Aplique um gel de ácido fosfórico (30 a 37,5%) dentro da cavidade e no esmalte que a margeia. Aguarde 15 segundos e em seguida lave com um spray de ar/água. Seque de maneira a evitar a desidratação da dentina;

10. **Aplicação e polimerização do sistema adesivo** – Escolha um sistema adesivo de última geração e o aplique sobre os substratos condicionados de acordo com as instruções de uso do fabricante. Sistemas adesivos que dispensam a etapa do condicionamento ácido também podem ser utilizados;

11. **Inserção e polimerização da resina** – Cavidades pequenas: 1 incremento de resina e polimerização durante 60 segundos. Cavidades grandes: vários incrementos de resina polimerizados separadamente por cerca de 3 segundos e polimerização complementar de 1 minuto;

12. **Acabamento e polimento** – Essa etapa, dependendo do tamanho da restauração, poderá ser executada na mesma sessão clínica ou em outra mais apropriada. Tiras de lixas de diferentes granulometrias e discos abrasivos são, geralmente, suficientes para tal finalidade.

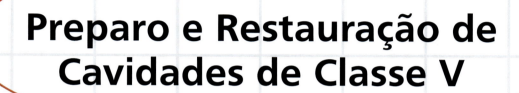

Preparo e Restauração de Cavidades de Classe V

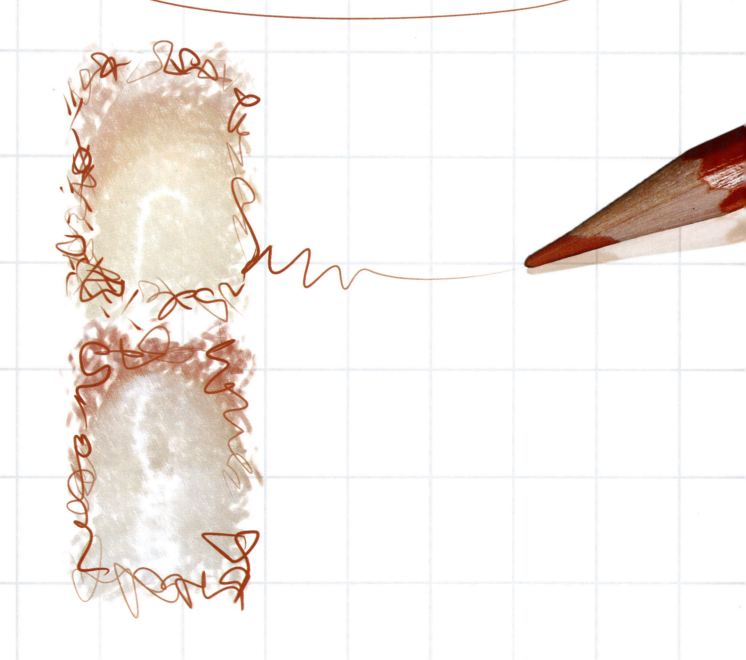

Caso Clínico 1 – Preparo e restauração de cavidades de classe V, restauração de lesão cervical não-cariosa, em forma de cunha

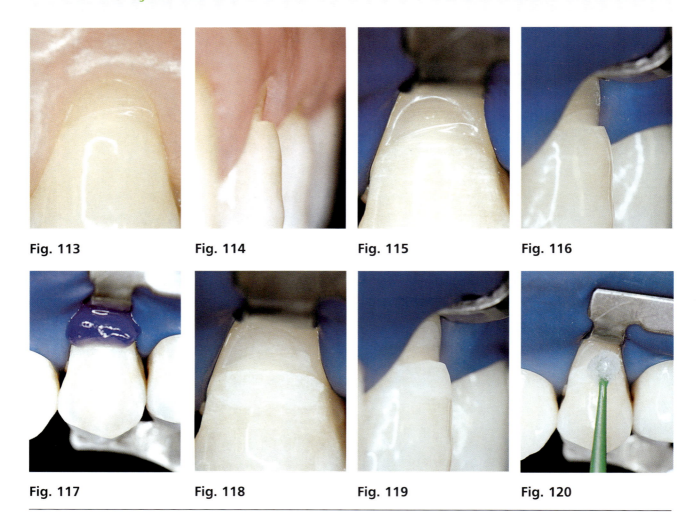

Fig. 113   Fig. 114   Fig. 115   Fig. 116

Fig. 117   Fig. 118   Fig. 119   Fig. 120

Figs. 113 e 114 – Visão vestibular destacando a presença de uma lesão cervical não-cariosa em forma de cunha (provavelmente do "tipo abrafraction"), na superfície vestibular de um primeiro pré-molar superior esquerdo, de uma mulher com 25 anos de idade. No exame clínico geral, não foi encontrada nem uma outra lesão desse tipo, além disso, nos movimentos excursivos identificamos uma interferência oclusal nesse mesmo dente. O dente em questão apresentava alta sensibilidade a líquidos e/ou alimentos frios. Numa imagem de perfil, pode-se observar a lesão com aparência em forma de cunha.

Figs. 115 e 116 – Após a correção da interferência oclusal por substituição da restauração oclusoproximal, o dique de borracha foi instalado e estabilizado com o auxílio de um grampo retrator nº 212 modificado (veja Caderno sobre isolamento do campo operatório). Em seguida, a área de lesão e esmalte adjacente foram adequadamente limpos com um jato de bicarbonato de sódio. Uma outra ótima alternativa para teoricamente potencializarmos a ação dos adesivos resinosos, nessas áreas, é limpá-las com o auxílio de um microjateamento com óxido de alumínio. Observe que não há esmalte na margem cervical da lesão (Fig. 116) e o formato "retentivo" da margem oclusal em esmalte.

Fig. 117 – Um gel de ácido fosfórico a 35% é aplicado sobre a dentina exposta e sobre o esmalte que circunda a lesão, durante 15 segundos. Alguns autores recomendam um aumento do tempo do condicionamento ácido até cerca de 1 minuto para aumentar a eficácia do condicionamento. Em seguida, independentemente do tempo de condicionamento, o ácido e os subprodutos da sua ação devem ser lavados com um "spray" de ar/água. Uma pequena bola de algodão deve ser colocada dentro da cavidade, enquanto o esmalte é seco com suaves jatos de ar. Algumas vezes, é necessário trocar a bola de algodão mais de uma vez. Durante a secagem do esmalte, o algodão pode ser mantido em posição com o auxílio de pinça clínica.

Figs. 118 e 119 – Visão clínica vestibular (Fig. 118) e de perfil (Fig. 119), após o condicionamento ácido dos substratos de esmalte e dentina. Observe que, enquanto o esmalte se apresenta branco-opaco, a dentina mantém um "brilho molhado"

Restaurações Adesivas Diretas, com Resinas Compostas, em Dentes Anteriores 61

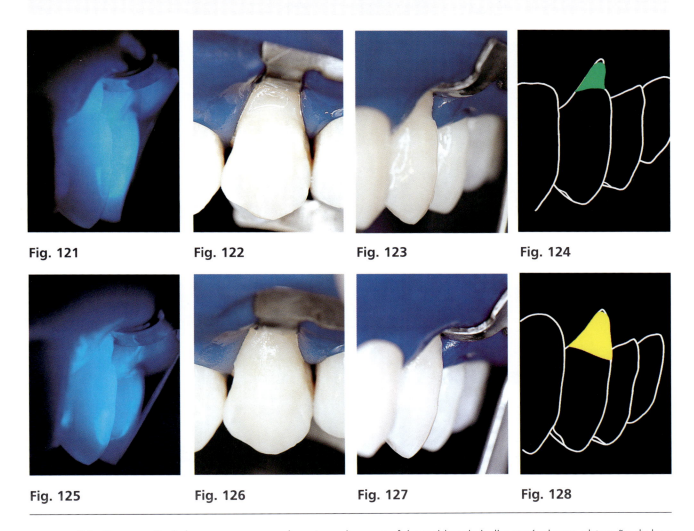

Fig. 121   Fig. 122   Fig. 123   Fig. 124

Fig. 125   Fig. 126   Fig. 127   Fig. 128

na superfície. Essa aparência branca-opaca que durante muitos anos foi considerada indispensável para obtenção de boa união nem sempre é necessária. Ou seja, se o esmalte após a "secagem" continuar úmido (portanto, não branco-opaco), ele ainda poderá, à semelhança da dentina, ser seco com o auxílio de adesivo hidrófilo.

Fig. 120 – Com um pincel descartável, um adesivo do tipo "um só frasco" é, de acordo com as instruções do fabricante, aplicado sobre os substratos condicionados pelo ácido. Atenção: nunca deixe de ler e seguir as instruções do fabricante. Se você ainda está na graduação, solicite ao seu professor as instruções de uso, fornecidas pelo fabricante. Além disso, logo após usar o adesivo ou pingá-lo no seu "pote", feche o frasco. Não se esqueça que muitos adesivos atuais utilizam solventes altamente voláteis, como por exemplo, a acetona.

Fig. 121 – Com uma ponteira de luz apropriada, polimerize o adesivo no tempo recomendado pelo fabricante. Revista e proteja o extremo da sua ponteira de luz com um plástico adesivo do tipo "rolopack". Troque a proteção ao atender um novo paciente.

Fig. 122 – O uso de uma camada mais espessa de adesivo ou o emprego de um do "tipo particulado" pode ser vantajoso para esse tipo de cavidade. Todavia, independentemente do tipo de adesivo a ser empregado, é muito importante a observação de um "aspecto caramelado" após a polimerização do adesivo.

Figs. 123 e 124 – Uma primeira camada de uma resina composta de micropartículas é posicionada e polimerizada (Fig. 124). Observe que esse primeiro incremento de resina não toca no esmalte marginal. Eventualmente, a resina referente à dentina (semelhante a esse primeiro incremento) pode ser a do tipo micro-híbrida.

Fig. 125 – O primeiro incremento de resina é polimerizado com a ponteira de luz dirigida de cervical para oclusal. Uma outra boa alternativa é iniciar a polimerização colocando a ponteira de luz por palatal, durante 1 minuto. O emprego de uma técnica de polimerização tardia (veja Caderno Específico) também parece ser uma ótima alternativa.

Figs. 126 a 129 – Nesse caso, em particular, foram usados apenas dois incrementos de resina composta. Essas figuras

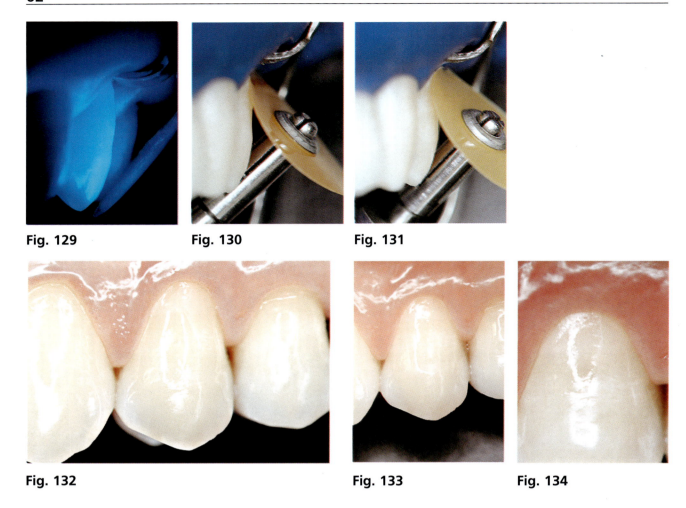

Fig. 129 Fig. 130 Fig. 131

Fig. 132 Fig. 133 Fig. 134

mostram a cavidade devidamente preenchida e a resina sendo polimerizada. Enquanto no primeiro incremento (Figs. 123 a 125) foi empregada uma resina com cor A4, nesse segundo incremento foi empregada uma resina tipo incisal (Durafill VS – I).

Figs. 130 e 131 – Com os discos de lixa (Sof-Lex – 3M Company), montado com a parte ativa voltada para o mandril, são realizados o acabamento e polimento da restauração. Essa etapa, dependendo de uma série de fatores, pode ser executada no mesmo dia da execução da restauração ou, preferencialmente, em outro dia.

Figs. 132 a 136 A – Diferentes imagens da restauração concluída com destaque para a cor, forma, textura superficial, lisura e contorno, que parecem se "fundir" com a estrutura dental, tornando a restauração "quase" invisível. Todavia, não se esqueça que restaurações com algumas dessas características inferiores às observadas nessas figuras também poderão ser esteticamente agradáveis. Apenas os dentistas conseguem ver os dentes com esse aumento e dessa distância (mesmo assim, só aqueles que têm máquinas fotográficas). Felizmente, os pacientes não olham para os dentes com máquinas fotográficas. Por outro lado, isso não significa dizer que podemos ser negligentes, apenas que devemos ser realistas.

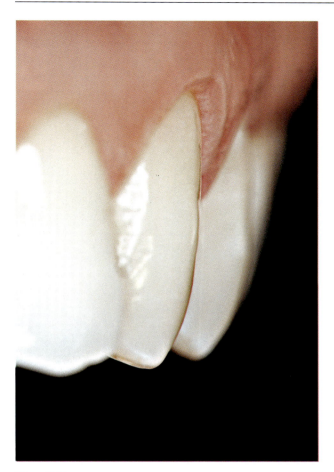

Fig. 135

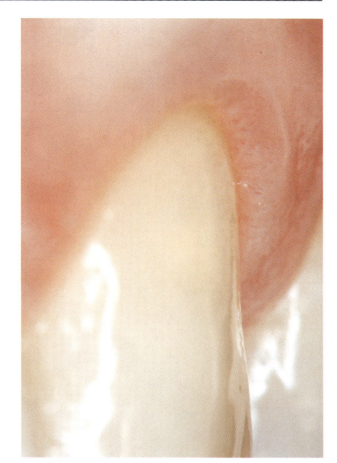

Fig. 136

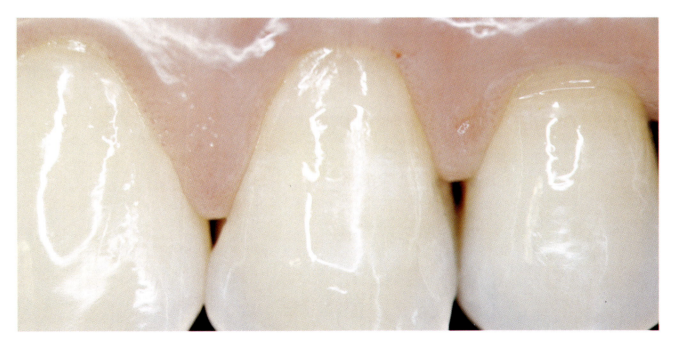

Fig. 136 A

Caso Clínico 2 – Substituição de restauração fracassada

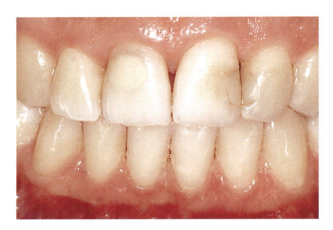

Fig. 137

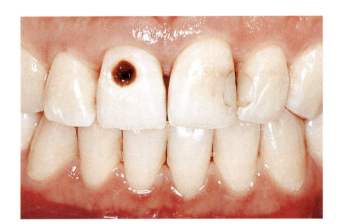

Fig. 138

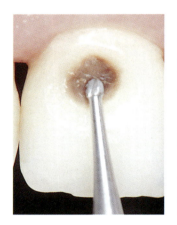

Fig. 139

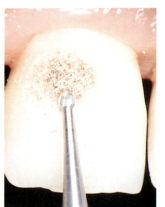

Fig. 139A

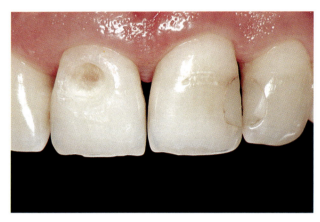

Fig. 139B

Fig. 137 – Visão frontal dos dentes anteriores de uma mulher com 36 anos de idade, com destaque para a presença de uma ampla restauração com resina composta na superfície vestibular do dente 11. Observe ainda a "precariedade" das restaurações nas superfícies proximais distal (dente 21) e mesial (dente 22).

Fig. 138 – A restauração do dente 11 (vestibular) foi facilmente removida com o auxílio de uma colher para dentina, o que sugeriu a falta de união desta com os substratos de esmalte e dentina. Observe o aspecto escuro da dentina.

Fig. 139 – Com uma broca esférica lisa, em velocidade convencional, a dentina escurecida é removida. Observe a presença de um amplo bisel no esmalte que circunda a lesão. Esse bisel havia sido realizado por outro profissional, quando da realização da restauração vista na figura 137. Veja que, mesmo com a presença do bisel, a restauração era bem visível e totalmente antiestética.

Fig. 139 A – Observe que, durante a remoção da dentina escurecida, esta se parece com uma "serragem" seca. Essa visão é altamente sugestiva de que se trata de um tipo de dentina não-infectada. Nesse caso, a dentina escura foi removida para evitar o emprego de opacificadores, os quais poderiam dificultar a obtenção de "excelência estética".

Fig. 139 B – Após a remoção da dentina escura, é possível observar que a cavidade não foi aumentada em extensão, exceto em profundidade. Durante essa etapa e após, a cavidade foi, várias vezes, lavada com um "spray" de ar/água e seca com suaves jatos de ar.

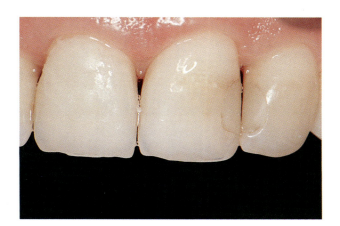

Fig. 139 C

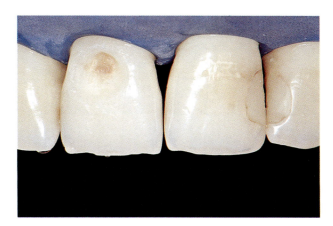

Fig. 139 D

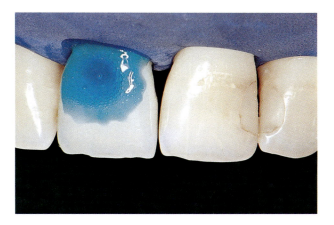

Fig. 139 E

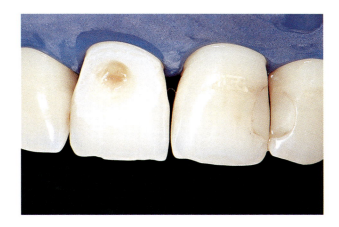

Fig. 139 F

Fig. 139 C – Sem que os substratos de esmalte/dentina tenham sido condicionados com um ácido e hibridizados, a cavidade foi "restaurada" para a definição dos tipos de resinas e cores a serem empregadas. Observe que a "restauração de diagnóstico" parece "fundir-se" com o remanescente dental. Essa restauração pode ser facilmente retirada com o auxílio de uma sonda exploradora ou colher para dentina.

Fig. 139 D – Após o isolamento do campo operatório com o auxílio do dique de borracha e de um "anel elástico" na região cervical do dente 11, pode-se observar melhor o preparo com margens biseladas. Nessa etapa, se o operador julgar conveniente, a cavidade deverá ser, novamente, limpa. O emprego de um jato de bicarbonato de sódio é uma ótima alternativa para tal finalidade.

Fig. 139 E – Um gel de ácido fosfórico a 35% é, por 15 segundos, aplicado sobre o esmalte biselado, parte da superfície não biselada e paredes de dentina. Em seguida, o ácido e os subprodutos da sua ação devem ser lavados com um spray de ar água. A dentina deve ser "seca" com pequenas bolinhas de algodão, enquanto o esmalte é seco com jatos de ar.

Fig. 139 F – Aparência após a lavagem e secagem dos substratos de esmalte/dentina. Observe que, enquanto o esmalte apresenta um aspecto branco-opaco, a dentina apresenta um "brilho molhado" na superfície.

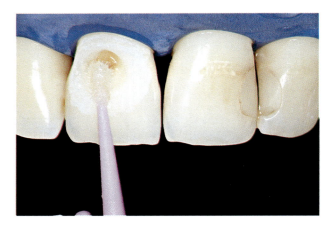
Fig. 139 G

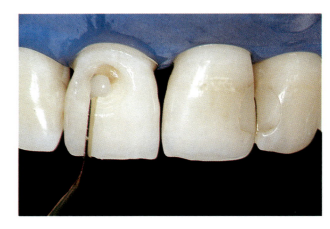
Fig. 139 H

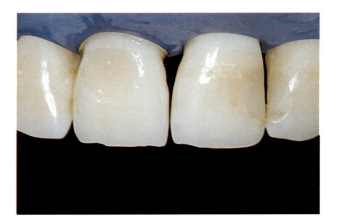
Fig. 139 I

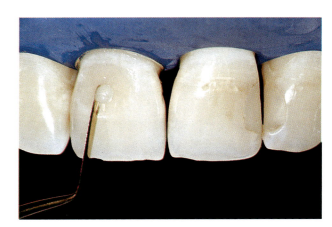
Fig. 139 J

Fig. 139 G – Com um pincel descartável, um adesivo do tipo monocomponente é aplicado sobre os substratos condicionados pelo ácido. Esses adesivos devem ser utilizados de acordo com as recomendações dos respectivos fabricantes.

Figs. 139 H e I – Após a polimerização do adesivo, uma resina composta do tipo micro-híbrida é levada em posição de modo a revestir as paredes de dentina (Fig. 139 I). Em seguida, essa primeira camada de resina deverá ser polimerizada por cerca de 5 segundos.

Fig. 139 J – Uma nova camada de resina composta tipo micro-hibrida é levada em posição. Esse novo incremento tem a cor "ligeiramente" mais clara que aquela do primeiro incremento e também pode ser polimerizado por apenas 5 segundos.

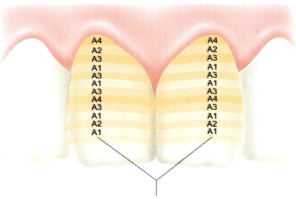

TONALIDADE BÁSICA A2   Adaptado de Vanini[70]

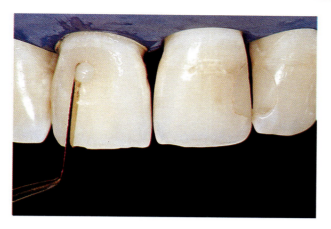
Fig. 139 K

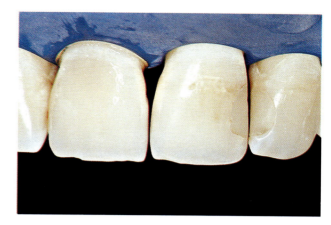
Fig. 139 L

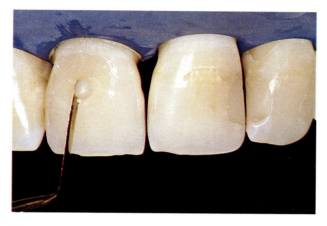
Fig. 139 M

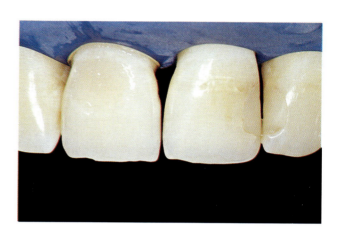
Fig. 139 N

Figs. 139 K a N – Novos incrementos de uma resina composta do tipo micropartículas são levados em posição para reproduzir a porção interna do esmalte. Esses incrementos, de acordo com o caso, podem ter cores diferentes e serem, também, polimerizados por apenas 5 segundos. Observe na figura 139 N que o "esmalte artificial" já está praticamente definido.

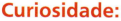

Curiosidade:

"A cor de um dente também pode ser identificada por sua "tonalidade básica", o que é determinado pelo valor médio derivado da soma de cromas contidos e distribuídos sobre toda a superfície do dente. Com base na intensidade, vários cromas da "tonalidade básica" estão presentes em regiões específicas de um dente – os terços cervical, médio e incisal. Estas regiões compreendem o "mapa cromático" do dente. A tonalidade básica tem origem na baixa transparência, e alta saturação cromática do corpo dentinal interno."

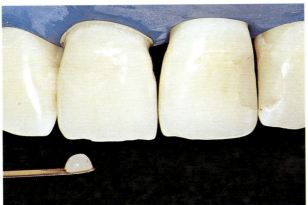 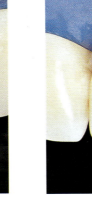

Fig. 139 O **Fig. 139 P**

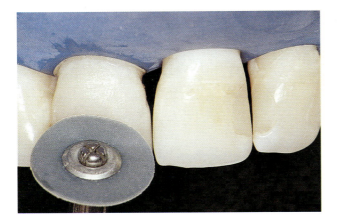 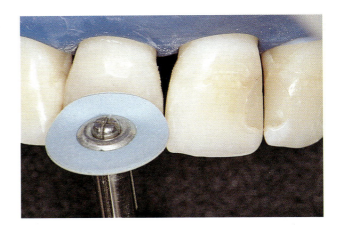

Fig. 139 Q **Fig. 139 R**

Figs. 139 O e P – Uma resina de micropartículas do tipo translúcida é levada em posição para complementar a criação do "esmalte artificial". Nessa etapa, o uso de um pincel plano pode auxiliar o operador a definir a forma da superfície vestibular. A polimerização, agora, deve ser complementada durante 60 segundos.

Figs. 139 Q e R – Discos abrasivos seqüenciais são utilizados para remover os excessos de resina, melhor definir a forma e polir a restauração. Observe que os discos estão montados no mandril de forma "invertida". Esse cuidado possibilita ao operador melhor visão e controle durante o procedimento.

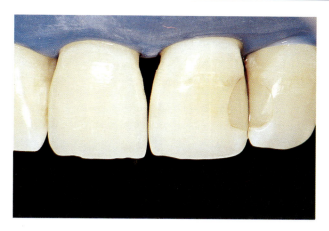
Fig. 139 S

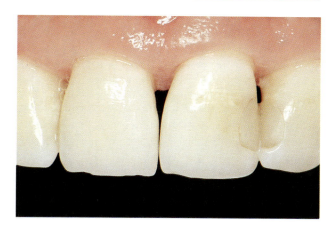
Fig. 139 T

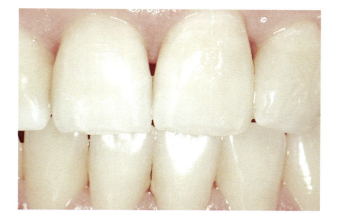
Fig. 139 U

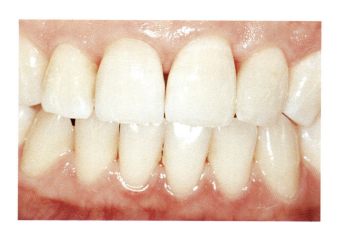
Fig. 139 V

Figs. 139 S e T – Aparências imediatamente após o acabamento e polimento, com (S) e sem (T) a presença do dique de borracha. Não se esqueça que como os dentes estão desidratados, poderá, horas após, haver um maior contraste entre a restauração e o remanescente dental. Observe que as restaurações proximais dos dentes 21 e 22 ainda não foram substituídas.

Figs. 139 U e V – Após a substituição das restaurações proximais dos dentes 21 e 22, pode-se ter uma melhor noção do resultado final. Retorne e compare com a figura 137.

Curiosidade:

"Para a seleção da "tonalidade básica", é aconselhável trabalhar apenas com a lâmpada Kelvin 5.000 para eliminar qualquer fonte periférica de luz refletida. A fim de estabelecer efetivamente a leitura da opalescência, é aconselhável observar a dentição a partir de diferentes ângulos usando luz solar. Então, usando uma lâmpada Ultra-Violeta como a única fonte de luz, é possível avaliar o grau de fluorescência e observar a estrutura do corpo interno da dentina e a extensão do esmalte livre entre os mamelões e na margem incisal."

Revisão da técnica para cavidades de classe V (passo a passo):

1. Limpeza dos dentes – Execute a limpeza dos dentes com uma pasta profilática livre de óleo ou com um jato de bicarbonato de sódio. Evite provocar sangramento da margem gengival;

2. Seleção da resina composta – Priorize o emprego de uma resina de micropartículas. Elas apresentam módulo de elasticidade mais próximo ao da estrutura dental. Escolha uma massa para a reprodução da "dentina artificial" e outra para o "esmalte artificial";

3. Seleção da cor – Use inicialmente uma escala de cor fornecida pelo fabricante da resina selecionada, todavia não esqueça que aquelas fabricadas pelo próprio profissional podem ser melhores. Não esqueça de manter a escala de cores num frasco com água, uma vez que as resinas hidratadas são sempre mais escuras. Para comprovar a escolha da cor execute uma restauração de diagnóstico;

4. Anestesia;

5. Isolamento do campo operário – Em função da proximidade dessas lesões com a margem livre da gengiva, a utilização do dique de borracha passa a ser altamente recomendável. Em muitos casos é necessário o uso de um grampo retrator como por exemplo o número 212. Esse tipo de grampo deve ser estabilizado com godiva de baixa fusão. Algumas vezes essas restaurações podem ser executadas sob isolamento relativo. Nesses casos é recomendável a colocação de um fio retrator no sulco gengival;

6. Preparo da cavidade – O preparo deverá, na maioria das vezes, restringir-se a remoção do tecido infectado ou restauração fracassada (se for o caso). Algumas vezes poderá ser conveniente a execução de um bisel nas margens de esmalte. Em lesões cervicais não cariosa é recomendável jatear com óxido de alumínio o fundo da lesão;

7. Limpeza da cavidade – O uso de um jato de bicarbonato de sódio ou uma pasta de pedra-pomes representam ótimas alternativas para a limpeza, seguida de lavagem com um spray de ar/água;

8. Condicionamento ácido do esmalte e dentina – Essa etapa poderá ser eliminada, desde que o operador utilize um sistema adesivo do tipo "self etching adhesive" (adesivos do tipo monocomponente). Caso contrário, um gel de ácido fosfórico (30 a 37,5%) deverá ser aplicado dentro da cavidade e no esmalte que a margea. Após 15 segundos (cavidades decorrente de lesões cariosas) ou 30 segundos (lesões não cariosas), o gel deverá ser lavado com um spray de ar/água. Em seguida deverá ser seca de modo a evitar a desidratação da dentina;

9. Aplicação e polimerização do adesivo – Escolha um sistema adesivo de última geração, certifique-se das informações do fabricante e o aplique de acordo com elas. Evite improvisações;

10. Inserção e polimerização das resinas – Inicialmente coloque um incremento de resina referente a "dentina artificial" de modo que ele contate com a dentina e não toque no esmalte. Polimerize-o por 5 segundos. Dependendo do tamanho da cavidade poderão ser aplicados dois ou três incrementos para preenchimento da porção equivalente à dentina. Em seguida coloque um incremento de resina "transparente" para reproduzir o esmalte, espalhe-o com uma espátula e a ajuda de um pincel. Completamente a polimerização por 60 segundos;

11. Acabamento e polimento – Uma seqüência de discos abrasivos (Sof-Lex-3M Company) poderá ser suficiente para esse fim. Esse procedimento poderá ser feito no mesmo dia da execução da restauração ou, preferencialmente, em outro dia mais adequado.

Preparo e Restauração de Cavidades de Classe IV

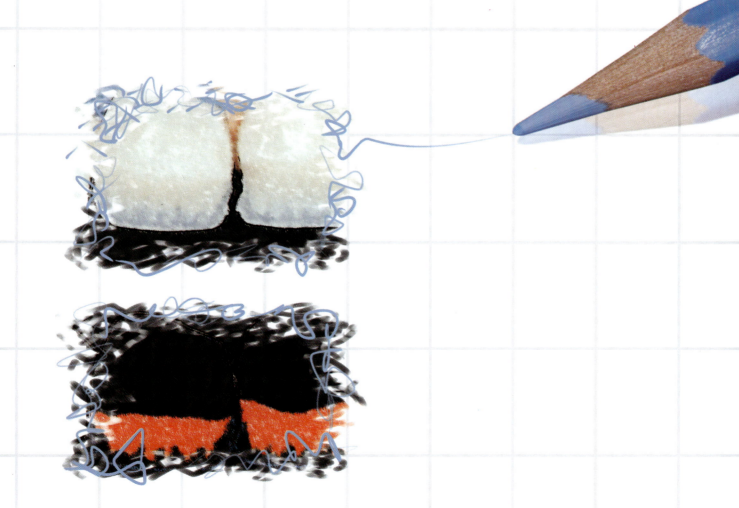

Caso Clínico 1 – Substituição de restaurações deficientes em dentes anteriores fraturados

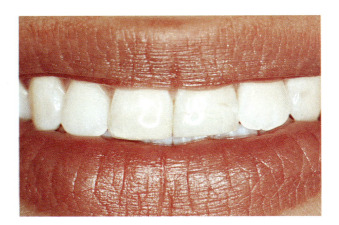
Fig. 140

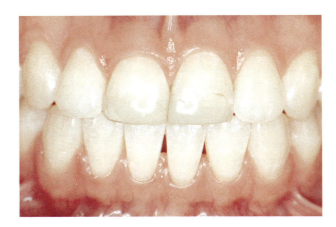
Fig. 141

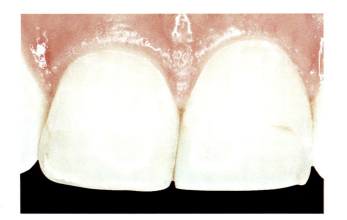
Fig. 142

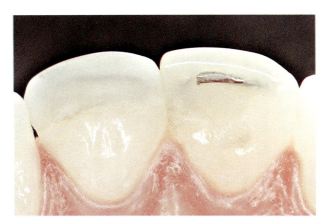
Fig. 143

Figs. 140 e 141 – Visão vestibular dos dentes anteriores superiores de uma estudante de Odontologia. Observe que os incisivos centrais apresentam restaurações que necessitam de substituição abrangendo o terço incisal. Verifique que, além de a cor das restaurações ser insatisfatória, a forma, a textura e o tamanho destas também deixam a desejar. Observe, com muita atenção, os incisivos laterais intactos. Verifique que eles são mais longos que os centrais restaurados.

Fig. 142 – Num "close-up" dos incisivos centrais, pode-se verificar melhor a pobreza de forma e textura das restaurações. Verifique, ainda, que existe um desnível na região gengival, que faz o dente 11 parecer ser ligeiramente menor que o 21.

Fig. 143 – Numa visão por palatal, pode-se perceber que foi usado, para prover retenção às restaurações, pinos em forma de um "U", cimentados na dentina. Lembre-se que se trata dos dentes de uma estudante de Odontologia que tem apenas 19 anos de idade. Ela nos informou que restaurou esses dentes quando tinha 10 anos, portanto, há apenas 9 anos. Não se esqueça que a técnica do condicionamento ácido do esmalte é de 1955 e que, desde o início dos anos 80, vários dentistas em todo o mundo já executavam esse tipo de restauração, sem executar nenhum tipo de retenção adicional. A colocação desse tipo de pino, além de ser totalmente desnecessária, implica em grande risco de perfuração no sentido da polpa ou periodonto.

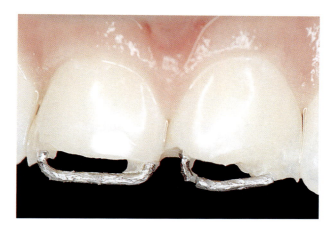
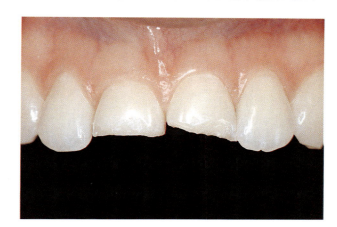

Fig. 144 **Fig. 145**

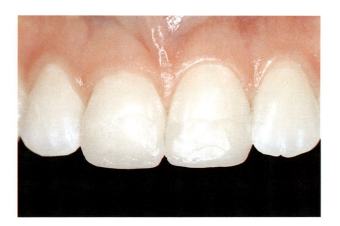
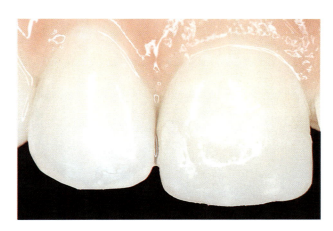

Fig. 146 **Fig. 147**

Fig. 144 – Após a remoção das restaurações com o uso de uma ponta diamantada esférica, em alta velocidade, verificamos e constatamos que os pinos empregados foram executados a partir de "clipes". O metal dos "clipes" pode ser bom para o papel, mas não necessariamente para dentes. Portanto, não se esqueça: "clipes são para ser utilizados em papel e não nos dentes". Não será essa economia que o fará rico, mas, por outro lado, ela poderá levar a perda de um dente anterior.

Fig. 145 – Após a remoção dos pinos, pode-se ter uma melhor idéia da amplitude das fraturas. Verifique que o profissional que havia restaurado esses dentes não havia realizado bisel. Observe a região incisal dos incisivos laterais e perceba o "halo opalescente".

Fig. 146 – Com as resinas compostas selecionadas para a restauração "definitiva", foi executada uma "restauração de diagnóstico". Verifique que essas "restaurações" restabelecem o equilíbrio entre o comprimento e a largura dos incisivos centrais em relação aos laterais. Não se esqueça que as "restaurações de diagnóstico", por não termos condicionado os tecidos dentais, podem ser facilmente removidas.

Fig. 147 – Numa visão de viés, pode-se perceber que com o ensaio (restauração de diagnóstico), o profissional também tentou igualar a cor àquela dos incisivos laterais intactos. A restauração de diagnóstico pode ser facilmente removida para que a execução dos detalhes da superfície palatal sejam executados fora da boca. Em seguida, pode ser facilmente posicionada para a execução da moldagem. Algumas vezes, poderá ser necessário "fixá-la" em posição com o auxílio de um adesivo. **ATENÇÃO:** não se esqueça que os substratos de esmalte e dentina, nessa etapa, não devem ser condicionados com ácido.

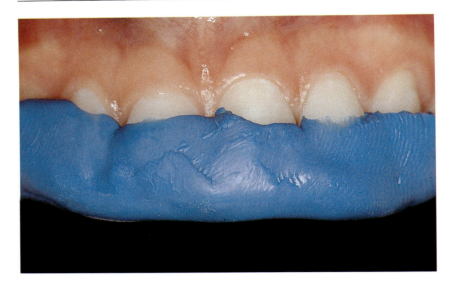

Fig. 148

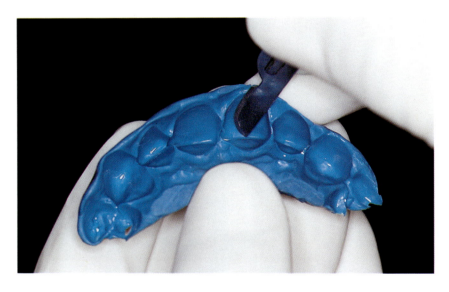

Fig. 149

Fig. 148 – Com as restaurações de diagnóstico em posição, deve-se executar uma moldagem até, preferencialmente, a região de pré-molares. O material pesado das siliconas de adição representam a melhor alternativa. Observe que não se deve usar moldeira.

Figs. 149 e 150 – Após o material de moldagem tomar presa (veja instruções do fabricante), ele é retirado da boca. Com o auxílio de uma lâmina de bisturi ou de um "estilete" para papel, o molde deve ser recortado de mesial até distal, através da linha incisal.

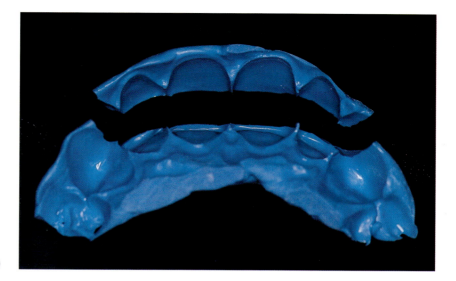

Fig. 150

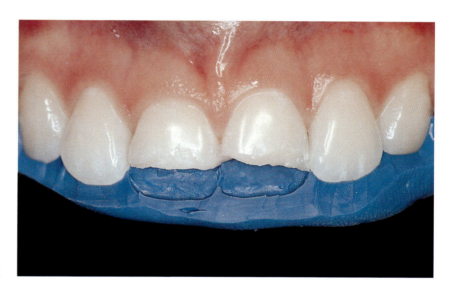

Fig. 151

Fig. 151 – Com o molde devidamente recortado e em posição, pode-se observar o espaço criado pelas restaurações de diagnóstico. Esse molde irá servir como uma matriz para a confecção da porção palatal da restauração. Se você ainda é estudante ou apenas está iniciando profissionalmente e se julgar que ainda não está apto ou que irá gastar (não perder) muito tempo para fazer os ensaios restauradores diretamente na boca, não se esqueça: você pode fazê-los sobre um modelo de gesso e, após isso, confeccionar o "guia de silicona".

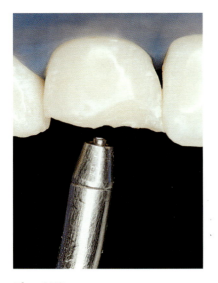
Fig. 152

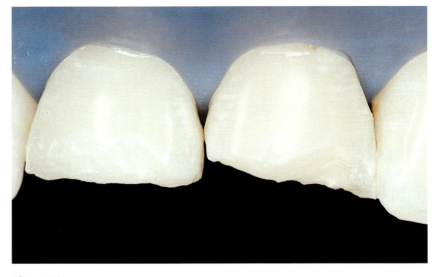
Fig. 153

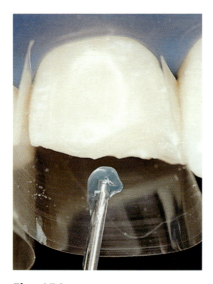
Fig. 154

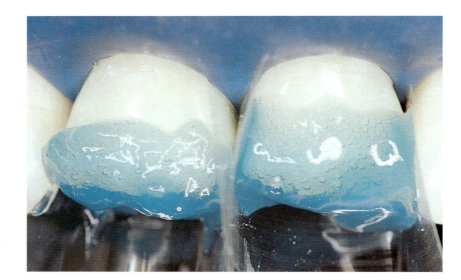
Fig. 155

Fig. 152 – Um jato de óxido de alumínio pode ser usado para limpar os dentes e, em especial, a região da restauração substituída.

Fig. 153 – Após o isolamento do campo operatório com o dique de borracha e a limpeza dos dentes, percebe-se que havia algum tipo de desgaste na região da margem, especialmente no dente 11.

Fig. 154 – Com o auxílio de uma cânula, um gel de ácido fosfórico (35%) é levado para condicionar os substratos de esmalte e dentina. Observe que uma matriz transparente em forma de "U" foi colocada a partir da palatal para abraçar o dente e evitar o condicionamento da superfície proximal do incisivo lateral.

Fig. 155 – Detalhe do gel de ácido fosfórico (35%) sobre a dentina exposta e cerca da metade da superfície do esmalte vestibular. O ácido deve ficar em posição durante 15 segundos e, em seguida, ser lavado com um "spray" de ar/água. O modo de secagem deve ser similar àquele já inúmeras vezes descrito.

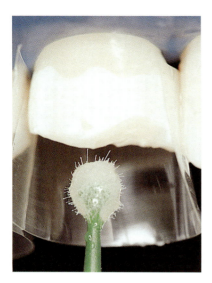
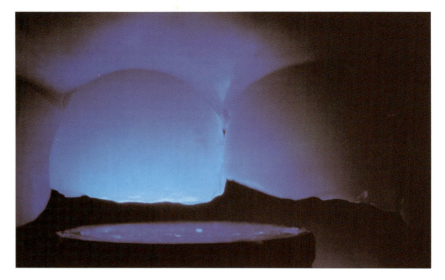

Fig. 156 **Fig. 157**

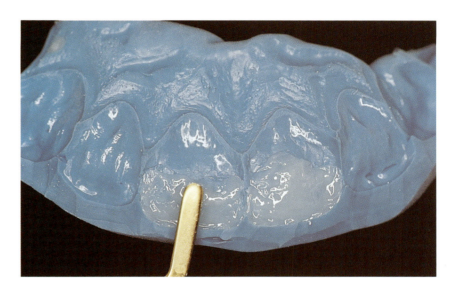

Fig. 158

Fig. 156 – Com um pincel descartável, um adesivo resinoso do "tipo um único frasco" é aplicado sobre os substratos condicionados pelo ácido. Observe o esmalte branco-opaco devidamente condicionado e a matriz posicionada para evitar a "união" dos dentes adjacentes pelo adesivo.

Fig. 157 – Com um fotopolimerizador apropriado, o adesivo é, de acordo com as instruções do fabricante, devidamente polimerizado.

Fig. 158 – Com uma espátula própria para resinas, a resina referente ao esmalte palatal (Charisma-incisal) é levada ao "guia de silicona". Cuidado especial deve ser tomado para que a resina seja colocada de modo a ultrapassar a área da fratura. Um outro cuidado importante é colocar uma camada fina de resina (menor que a espessura do esmalte), pois é mais fácil acrescentar resina (caso necessário) que remover o excesso polimerizado.

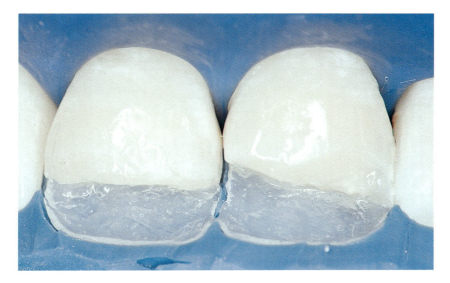

Fig. 159 – Com o "guia" posicionado, a resina referente ao esmalte palatal foi polimerizada. Observe que o "guia' ainda está em posição. Nessa etapa, o tempo de polimerização pode ser de apenas cerca de 5 segundos.

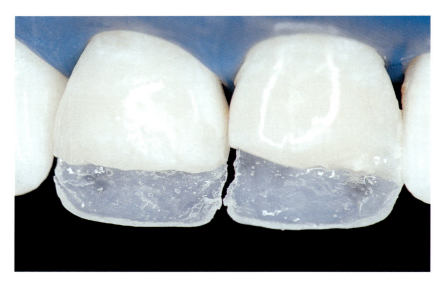

Figs. 160 e 161 – Após a remoção do "guia de silicona", pode-se verificar a lâmina de resina reproduzindo o "esmalte" palatal. Nessa etapa, essa capa de resina pode ter a sua espessura facilmente aumentada. Observe que ocorreu uma pequena falha na região da superfície proximal mesial do dente 21, a qual será corrigida.

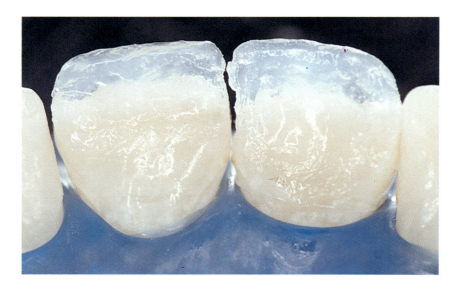

Fig. 161

Figs. 162 e 163 – Esses desenhos dão uma melhor noção da camada de resina referente ao esmalte palatal. Observe a aparência côncava na superfície mesial do dente 21. Na figura 163, pode-se perceber que a camada de resina está bastante delgada, podendo esta ser subseqüentemente aumentada pelo acréscimo de mais resina. Porém, não se esqueça, é sempre preferível acrescentar resina, nessa etapa, que ter que reduzir a sua espessura com o auxílio de brocas.

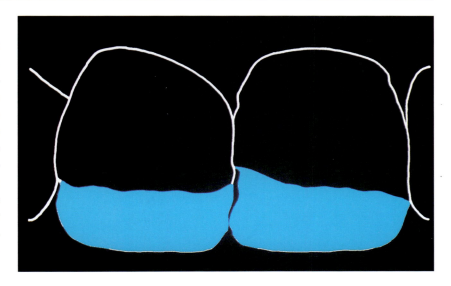

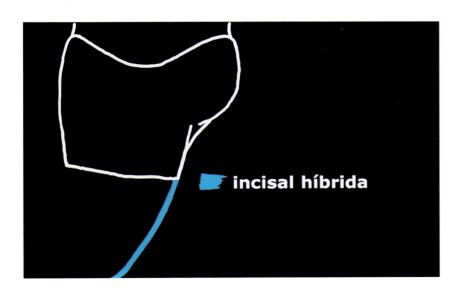

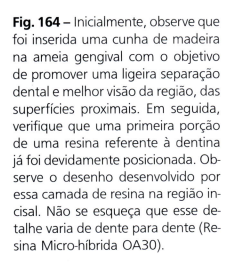

Fig. 163

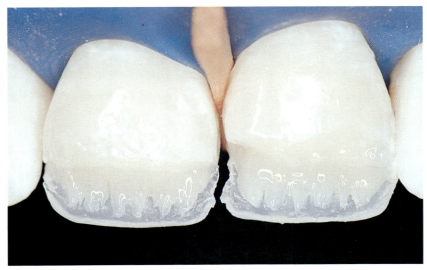

Fig. 164 – Inicialmente, observe que foi inserida uma cunha de madeira na ameia gengival com o objetivo de promover uma ligeira separação dental e melhor visão da região, das superfícies proximais. Em seguida, verifique que uma primeira porção de uma resina referente à dentina já foi devidamente posicionada. Observe o desenho desenvolvido por essa camada de resina na região incisal. Não se esqueça que esse detalhe varia de dente para dente (Resina Micro-híbrida OA30).

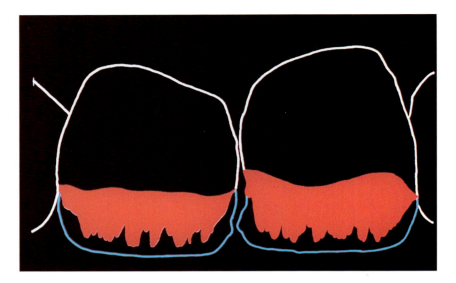

Figs. 165 e 166 – Esses desenhos esquemáticos dão uma melhor noção do "formato em cunha" (Fig. 166) do incremento de resina opacificante (em vermelho). Esse tipo de resina auxilia, enormemente, na "remoção" da linha de união entre a resina e o dente, em especial quando não for realizado um bisel. Observe o desenho incisal (Fig. 165) criado com esse tipo de resina. NÃO SE ESQUEÇA QUE ESSA SUTILEZA VARIA DE DENTE PARA DENTE.

Fig. 165

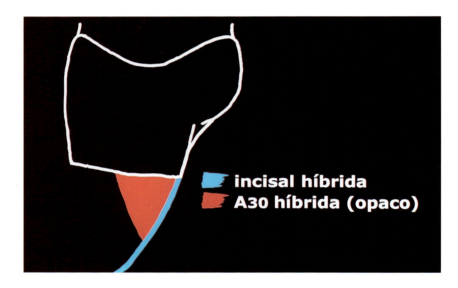

Fig. 166

Curiosidade:

Algumas marcas comerciais de resinas para esmalte são designadas pela letra T (T de transparente) ou E (E de esmalte) associada a outra letra (S, A, M, L, V... etc.) ou a um número (1, 2...) que designam o grau de transparência, o tipo de pigmento incorporado ou a finalidade específica da mesma. Por exemplo:

T – Transparente – sem pigmento – para dentes que requerem transparência.
TLV – Transparente de baixo valor – para dentes com baixa luminosidade
ST – Super Transparente – sem pigmento – para dentes com alta luminosidade
TA – Transparente Ambar – pigmento ambar – para reproduzir esmalte de cor ambar
TB – (O B vem do termo em Inglês "blue") – Transparente azul – para restauração de áreas azuladas.

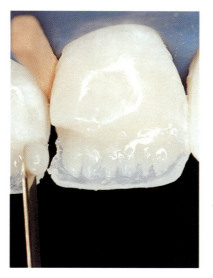 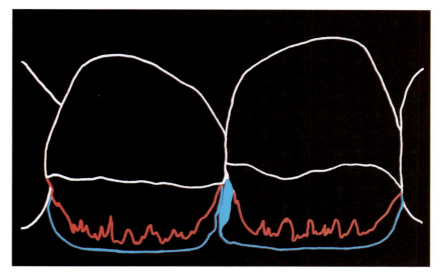

Fig. 167 **Fig. 168**

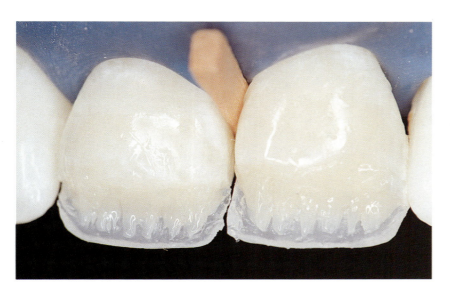 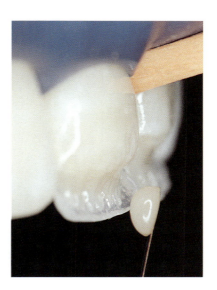

Fig. 169 **Fig. 170**

Fig. 167 – Uma pequena porção de resina é levada em posição para corrigir o pequeno defeito da região mesial do dente 21.
Fig. 168 – Desenho referente a etapa descrita na figura 167.
Fig. 169 – No desenho pode-se observar "em azul" que o defeito que havia ficado na região da superfície proximal mesial do dente 21 foi corrigido com o mesmo tipo de resina usado para criar o "esmalte palatal".
Fig. 170 – Com uma espátula especial, um novo incremento de resina (Charisma A20) é levado em posição. Observe a inclinação da resina já polimerizada. Ao olharmos só para as figuras 163, 164 e 165, não conseguimos ter essa sensação. Esse tipo de inclinação é indispensável para não termos uma diferença abrupta de cor entre os diferentes incrementos. Cada incremento de resina deve ser polimerizado por apenas 5 segundos.

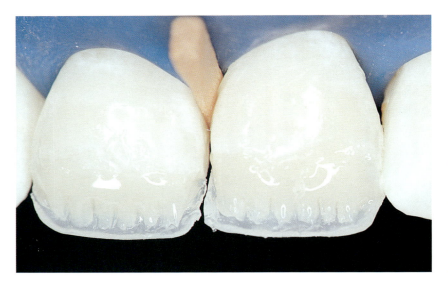

Fig. 171 – Após a colocação do segundo incremento de resina referente à dentina, uma pequena porção (em forma de um "espaguete") é levada em posição para definir e criar o "halo opaco" na região incisal (Resina Micro-híbrida OA30).

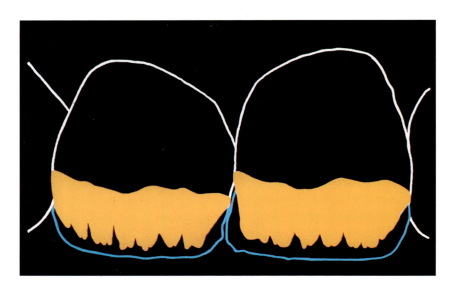

Figs. 172 e 173 – Desenhos esquemáticos que enfatizam o posicionamento e formato de um novo incremento de uma resina micro-híbrida do tipo dentina. O uso desse tipo de resina atenua o efeito opacificante do primeiro incremento (em vermelho) e possibilita uma aparência mais natural à coloração final.

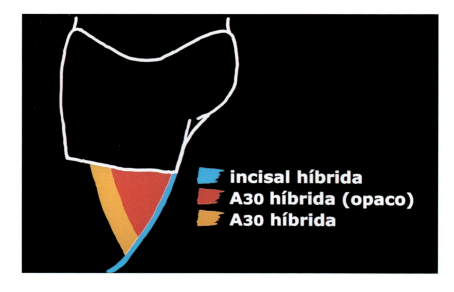

Fig. 173

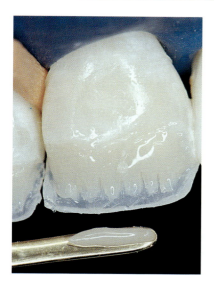

Fig. 174

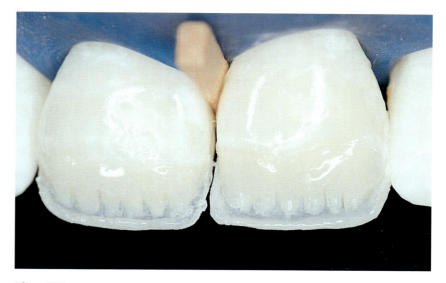

Fig. 175

Figs. 174 e 175 – Detalhe do "halo incisal", o qual foi criado pelo uso de uma resina opaca. Não se esqueça que esse tipo de efeito também pode ser criado com resinas especiais para esmalte e por meio de desgastes intencionais na região do rebordo incisal.

Figs. 176 e 177 – Desenhos esquemáticos que reforçam (em vermelho) a colocação de um "filete" de uma resina mais saturada na região do rebordo incisal para acentuar o efeito opalescente. Observe na figura 174 que, mesmo antes da colocação desse tipo de resina, o referido efeito opalescente já era nítido.

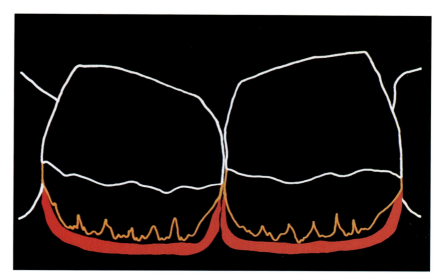

Fig. 176

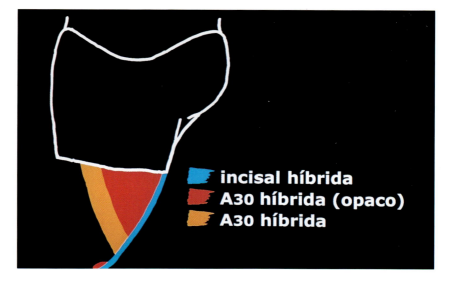

Fig. 177

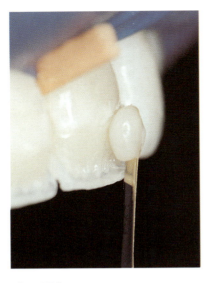
Fig. 178

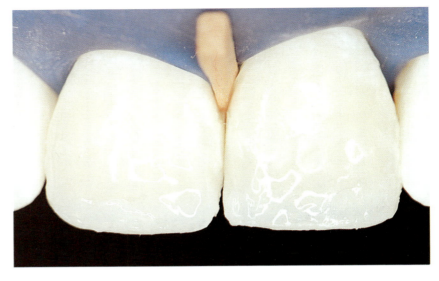
Fig. 179

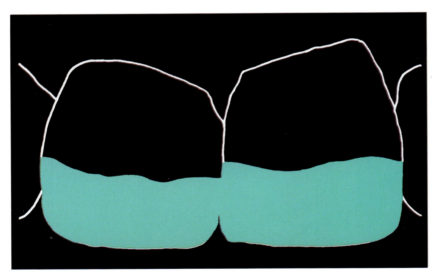
Fig. 180

Fig. 178 – Numa visão de viés, pode-se observar o espaço deixado para colocação da resina referente ao "esmalte". Com uma espátula metálica, especial para o emprego de resinas, pode-se observar a colocação de um incremento de resina para reproduzir o esmalte (Resina Micro-híbrida Incisal).

Fig. 179 – Numa visão frontal, ainda é possível perceber que há falta de resina na região incisal. Observe com atenção a diferença de coloração entre essa área e aquela referente à união com a estrutura dental.

Figs. 180 e 181 – Desenhos esquemáticos que destacam a presença do terceiro incremento (em verde) da resina tipo dentina (A20). Observe o formato do mesmo e o espaço reservado para a resina tipo esmalte. Esse incremento também pode ser polimerizado por apenas 5 segundos.

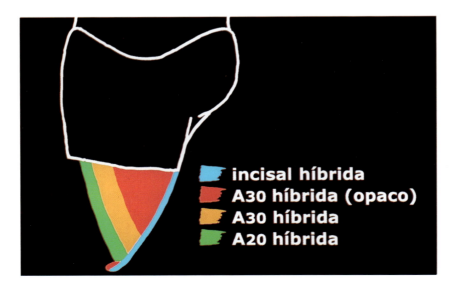
Fig. 181

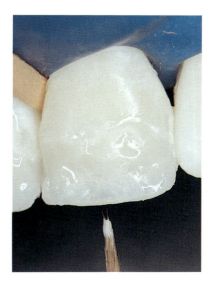
Fig. 182

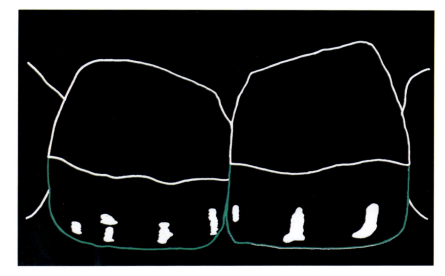
Fig. 183

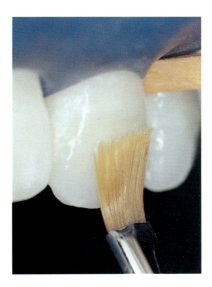
Fig. 184

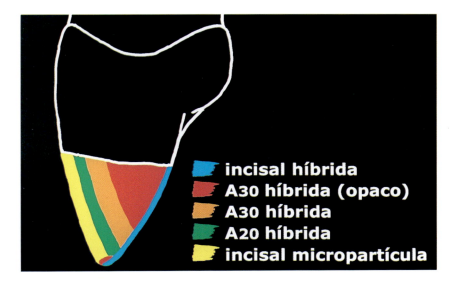
Fig. 185

Fig. 182 – Uma tinta branca pode ser usada para criar efeitos especiais. Observe que falta resina para definir a forma vestibular. (Cada incremento de resina, nessa etapa, pode ser polimerizado por apenas 5 segundos.)

Fig. 183 – Desenho esquemático com destaque para a "tinta branca" posicionada na região do terço incisal de ambos os dentes. Não se esqueça de polimerizar esse tipo de tinta, antes de cobri-la com a resina do tipo esmalte.

Fig. 184 – Após a complementação da inserção da resina referente ao esmalte, um pincel especial pode ser utilizado para "espalhar e alisar a resina". Em seguida, a restauração deve ser polimerizada durante um minuto por palatal, e mais um por vestibular.

Fig. 185 – Desenho esquemático que destaca a extensão e espessura do incremento (em amarelo) de uma resina de micropartículas tipo incisal. Nessa etapa, é fundamental a colocação da luz polimerizadora 60 segundos por vestibular, e outros 60 por palatal.

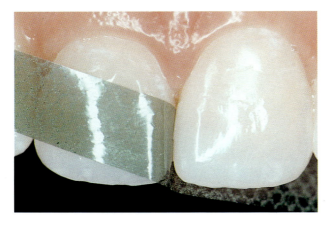

Fig. 186

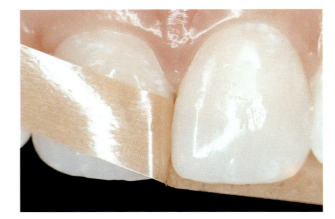

Fig. 187

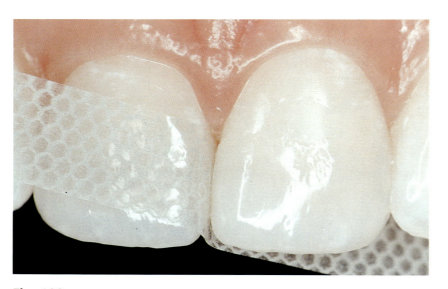

Fig. 188

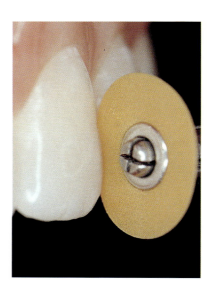

Fig. 189

Figs. 186 a 188 – Uma seqüência de lixas abrasivas com granulometria decrescente deve ser utilizada para a execução do acabamento e polimento das superfícies proximais. Observe que enquanto "as lixas trabalham" no ângulo vestibuloproximal, elas ficam afastadas do ângulo próximo-lingual. O inverso deve ocorrer para o acabamento e polimento do ângulo próximo-palatal. Observe que a superfície vestibular ainda não foi acabada e polida, mas mesmo assim apresenta uma boa lisura.

Fig. 189 – Com uma seqüência de discos abrasivos especiais, pode-se definir melhor a forma das ameias vestibulares, enquanto se executa o polimento dessas áreas. O polimento da superfície vestibular foi executado com um feltro e pastas abrasivas próprias para essa finalidade.

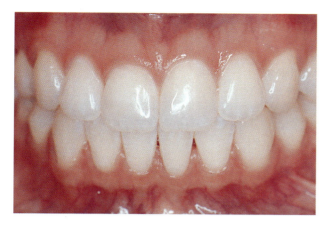

Fig. 190

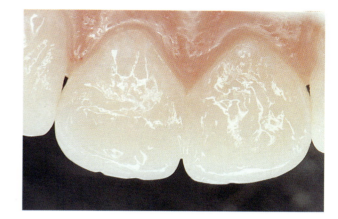

Fig. 191

Figs. 190 a 193 – Essas figuras destacam em vários ângulos e diferentes aumentos, o resultado obtido. Corra os olhos com atenção em cada uma delas e tente identificar os detalhes de cor e forma. Preste bem a atenção nas figuras 192 e 193 e veja os detalhes criados com a tinta branca.

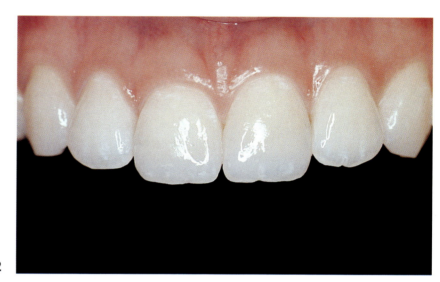

Fig. 192

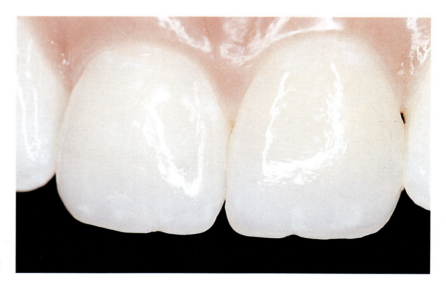

Fig. 193

Caso Clínico 2 – Substituição de restaurações deficientes em dentes anteriores fraturados

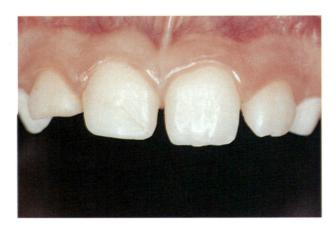
Fig. 194

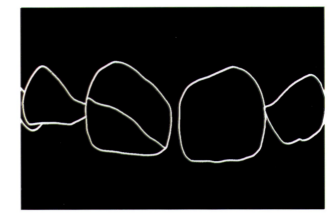
Fig. 195

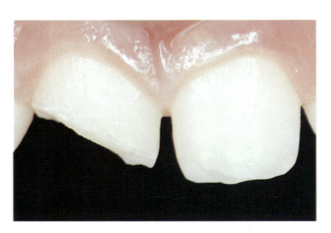
Fig. 196

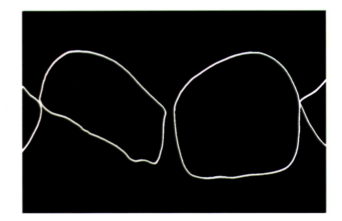
Fig. 197

Fig. 194 – Visão vestibular dos dentes anteriores superiores de uma menina com 14 anos de idade, com restaurações que necessitam ser substituídas nos dentes 11 e 12. De acordo com informações prestadas pelo pai, um dentista, essas restaurações foram executadas 6 anos atrás. Observe com muita atenção os detalhes de forma, textura e cor do dente 21, intacto.

Fig. 195 – Esse desenho dá uma noção mais clara da amplitude da restauração, do formato e da relação entre os dentes. Compare o tamanho dos incisivos laterais.

Figs. 196 e 197 – Após a remoção da restauração do dente 11, pode-se ter uma melhor noção da amplitude da fratura. Observe que o profissional não havia feito bisel e nem assim a restauração se desprendeu. Observe com atenção o dente 21, intacto, e verifique a presença de uma pequena trinca na região incisal. Olhe, ainda, o aspecto "opaco do halo incisal". O desenho da figura 197 dá uma visão mais clara da amplitude da fratura.

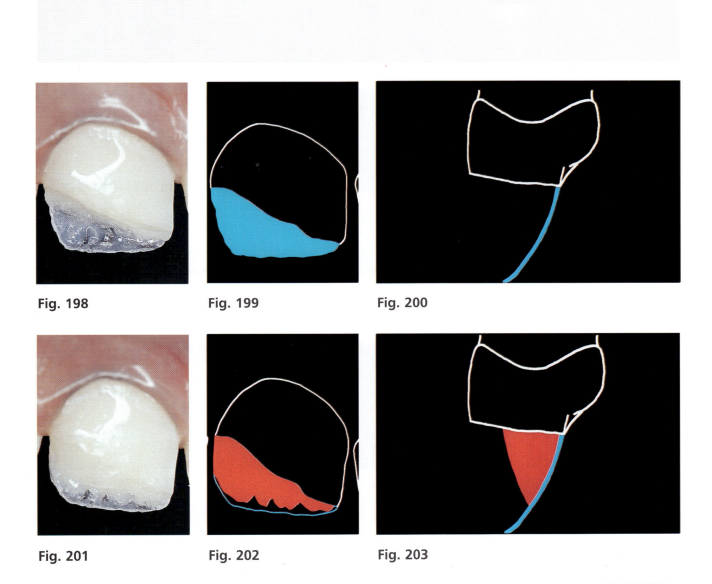

Fig. 198   Fig. 199   Fig. 200

Fig. 201   Fig. 202   Fig. 203

Fig. 198 – Após o condicionamento ácido dos substratos de esmalte/dentina e hibridização desses tecidos, uma resina "transparente" do tipo esmalte foi usada para reproduzir o esmalte palatal. Essa resina foi posicionada e polimerizada com o auxílio de um "guia de silicona", semelhante ao caso anterior. Observe que a camada desse tipo de resina é delgada, podendo esta ser facilmente aumentada pelo acréscimo e polimerização de mais resina.

Figs. 199 e 200 – Nesses dois desenhos pode-se ter uma melhor noção da camada de resina referente ao esmalte palatal (em azul). Estruturamos essa seqüência de desenhos para que você possa ter uma melhor noção do posicionamento das resinas e as suas diferentes espessuras. Vamos utilizar cores fortes e diferentes para identificar os diferentes incrementos e tipos de resinas. Verifique que o adesivo está, praticamente, cobrindo toda a superfície vestibular visível. Agora veja que não foi executado nenhum bisel.

Figs. 201 a 203 – Uma resina tipo dentina (Resina Micro-híbrida OA30) foi aplicada junto ao remanescente dental e com um formato de cunha. Esse tipo de resina faz com que fique mais difícil a visualização da linha de união entre a restauração e a estrutura dental. Observe que ela não alcança a região do rebordo incisal e que com ela já desenhamos os "mamelões dentinários". Nos desenhos ela aparece em vermelho. Dessa forma, você pode ter melhor noção do formato do incremento e do desenho incisal. Esse incremento pode ser polimerizado por apenas 5 segundos.

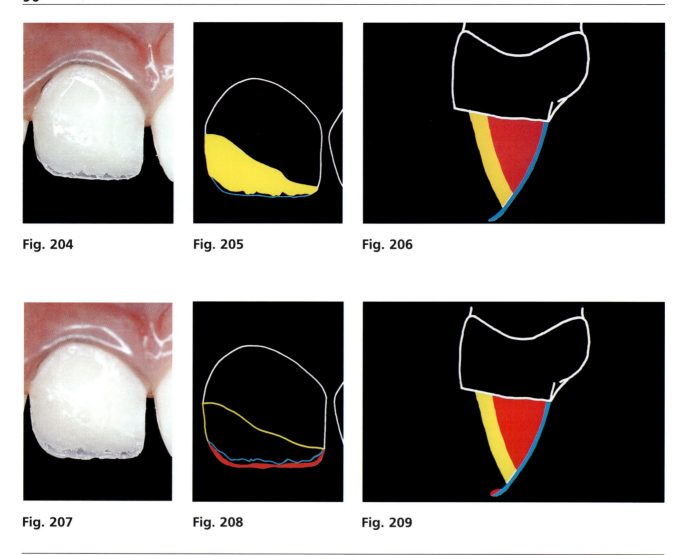

Fig. 204 **Fig. 205** **Fig. 206**

Fig. 207 **Fig. 208** **Fig. 209**

Figs. 204 a 206 – Um novo incremento de uma resina micro-híbrida do tipo dentina (A20) é colocado de modo a cobrir o incremento da resina opacificante (OA30) e preencher, parcialmente, os espaços dos "mamelões dentinários". Nos desenhos, esse incremento da resina aparece em amarelo. Observe que essa resina ainda não toca no ângulo cavossuperficial. Esse incremento também pode ser polimerizado por apenas 5 segundos.

Figs. 207 a 209 – Uma fina camada (semelhante a um fio, um espaguete ou algo assim) de uma resina micro-híbrida opaca (OA30) foi usada para definir o rebordo incisal e criar um efeito "opaco" nessa região. Nos desenhos, esse filete de resina pode ser visto melhor em vermelho. Esse novo incremento foi polimerizado por 5 segundos.

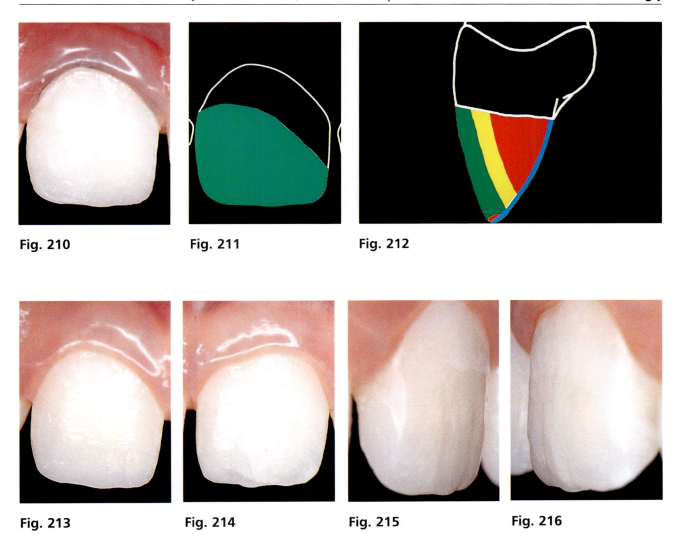

Fig. 210 Fig. 211 Fig. 212

Fig. 213 Fig. 214 Fig. 215 Fig. 216

Figs. 210 a 212 – Uma resina de micropartículas (A20) foi usada para completar a porção referente ao "esmalte" vestibular e definir a forma da restauração. Observe que um "flash" de resina foi levado sobre a superfície do esmalte. Nos desenhos, a resina aparece em verde. Esse incremento foi polimerizado por vestibular durante um minuto, e a polimerização foi complementada por palatal, por mais um minuto. Observe que a forma básica do dente foi toda definida na etapa de inserção das resinas. Até essa etapa, ainda não foi usado nenhum tipo de instrumento rotatório sobre a restauração.

Figs. 213 a 216 – Vista parcial do dente 11 (Fig. 213) após o acabamento e polimento. Observe com atenção a sutileza de translucidez criada na região incisal e sutil "halo opaco". Observe, ainda, a textura de superfície e a forma da "área plana". Agora compare com a figura 214 ao lado, referente ao dente 21 intacto. Observe que, mesmo sem a realização do bisel, você não percebe que há qualquer sobrecontorno no dente 11. Mudando o ângulo de visão (Fig. 215) pode-se comprovar que não há sobrecontorno no dente 11 e que a restauração foi executada à semelhança do dente 21 (Fig. 216), mesmo quando se considera esse tipo de visão.

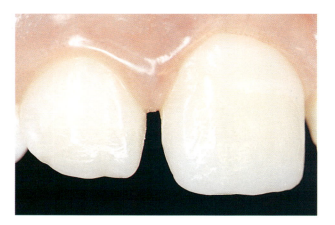
Fig. 217

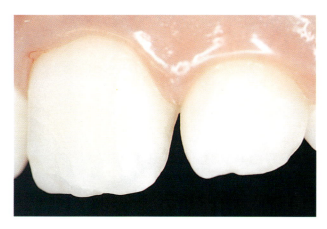
Fig. 218

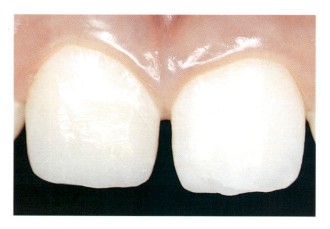
Fig. 219

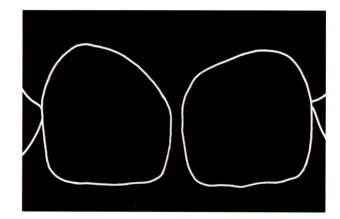
Fig. 220

Figs. 217 e 218 – Por meio dessas figuras você pode comparar a forma e textura dos dentes restaurados com aquelas dos dentes homólogos, intactos. Verifique que na figura os dentes estão ainda desidratados e que, dessa forma, as restaurações dão a sensação de estarem ligeiramente mais escuras.

Figs. 219 e 220 – Visão frontal dos incisivos centrais após a restauração do dente 11. Através do desenho da figura 210, pode-se observar melhor a recuperação da forma do dente 11.

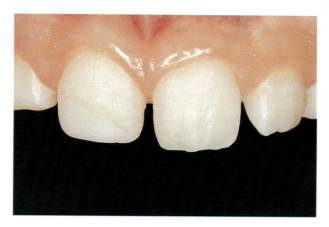
Fig. 221

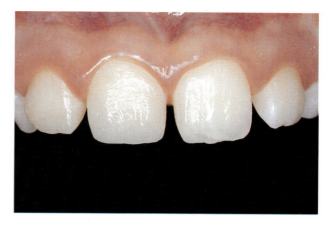
Fig. 222

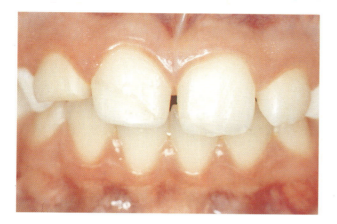
Fig. 223

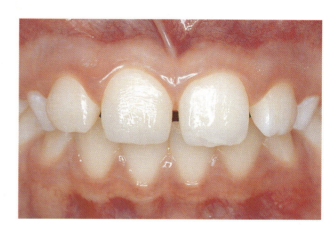
Fig. 224

Figs. 221 e 222 – Visão frontal dos dentes antes de terem sido restaurados (Fig. 221) e após (Fig. 222). Observe, compare. Faça observações.

Figs. 223 e 224 – Visão frontal dos dentes antes de terem sido restaurados (Fig. 223) e após (Fig. 224). Volte a observar, compare. Faça observações.

Curiosidade:

No esmalte de um dente natural, há tonalidades visíveis de branco, que freqüentemente aparecem como linhas transversais na superfície externa. Portanto, ao restaurar as superfícies de esmalte, o operador é desafiado a:
- ➤ reproduzir o mesmo grau de transparência no "esmalte artificial";
- ➤ colocar tonalidades de branco no material para personalizar a restauração;
- ➤ reproduzir a opalescência interna e externa com a aplicação de materiais mais transparentes.

Caso Clínico 3 – Restaurações de dentes anteriores fraturados

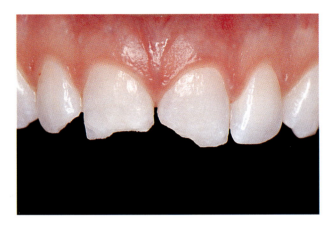

Fig. 225

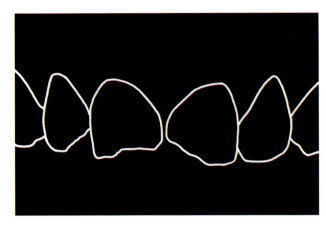

Fig. 226

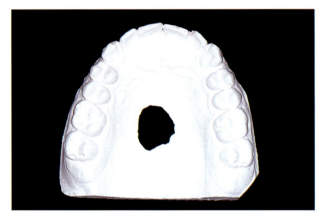

Fig. 227

Fig. 228

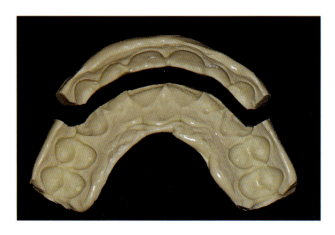

Fig. 229

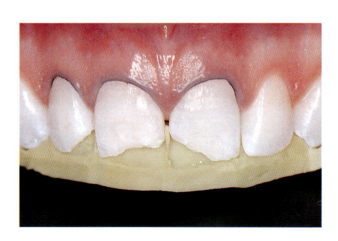

Fig. 230

◀ **Figs. 225 e 226** – Aspecto frontal dos incisivos superiores de uma mulher de 26 anos, com destaque para as fraturas dos dentes 11, 12 e 21. Observe com atenção a forma dos dentes, rica textura superficial e "halo opaco" na região incisal. O desenho da figura 216 dá uma melhor idéia das fraturas.
Fig. 227 – Modelo dos dentes com destaque para a reconstrução das fraturas a fim de se viabilizar a confecção de um "guia de silicona" fora da boca.
Fig. 228 – Com a "massa pesada" de um silicona de adição os dentes reconstruídos no modelo de gesso, são moldados até à região dos premolares. Isso é muito importante para facilitar o assentamento e estabilização do "guia" em posição.
Fig. 229 – Detalhe destacando o recorte do molde de silicona pela região incisal dos dentes anteriores. Observe que o rebordo incisal foi mantido no molde.
Fig. 230 – Molde é testado em boca. Observe o espaço criado pela reconstrução dos dentes no modelo de gesso.

Fig. 231 – Após o condicionamento ácido dos substratos de esmalte/dentina e subseqüente hibridização desses tecidos, o molde de silicona carregado com uma camada de resina para esmalte é levado em posição. Observe que não foi executado bisel. A resina é polimerizada com o molde em posição, por 05 a 10 segundos. Não esqueça que a polimerização será completada após a inserção de cada incremento subseqüente e após o último, por mais dois minutos.
Fig. 232 – O desenho esquemático mostra, em azul, a resina referente ao esmalte palatal perdido.
Figs. 233 e 234 – Semelhante ao caso anterior, uma resina do tipo dentina opacificante (OA20) é colocada de modo a auxiliar no bloqueio da união entre o dente e a restauração e para esboçar a região dos "mamelões dentinários". No desenho da figura 216H, equivalente à figura 216G, você pode ver em vermelho.

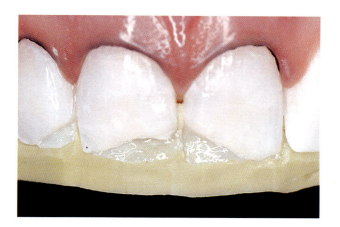

Fig. 231

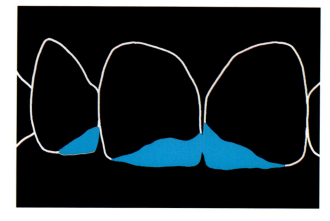

Fig. 232

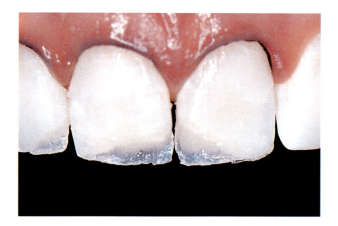

Fig. 233

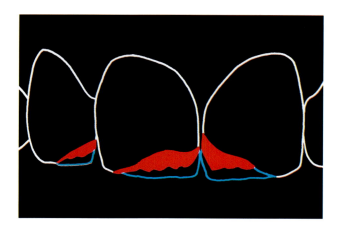

Fig. 234

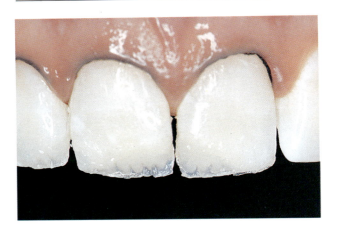
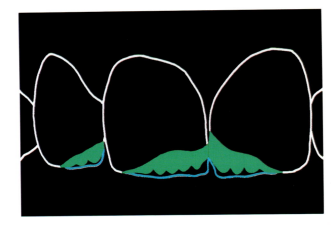

Fig. 235 **Fig. 236**

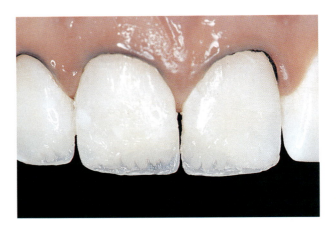
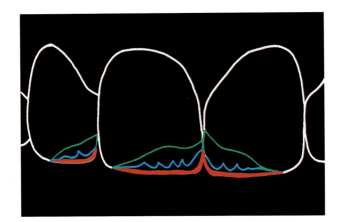

Fig. 237 **Fig. 238**

Figs. 235 e 236 – Com uma resina tipo dentina (A10), incrementa-se o preenchimento do espaço reservado à dentina, enquanto é redefinida a região incisal. Compare o desenho da figura 216J com aquele da figura 216H.

Figs. 237 e 238 – Uma resina opacificante (OA20) é utilizada para definir o rebordo incisal e criar um efeito de opaco nessa região, à semelhança do dente 22, intacto. O desenho evidencia, em vermelho, esse detalhe.

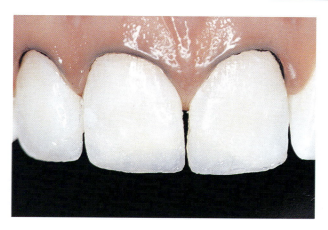
Fig. 239

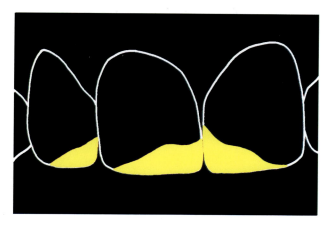
Fig. 240

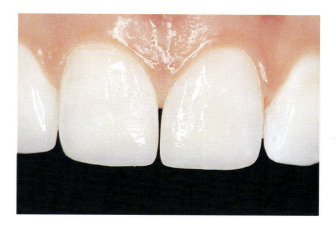
Fig. 241

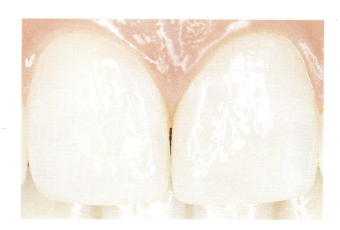
Fig. 242

Figs. 239 e 240 – Uma resina de micropartículas (A10) é usada para complementar o preenchimento e definir a forma das restaurações.

Figs. 241 e 242 – Diferentes aspectos dos dentes restaurados, com destaque para a riqueza superficial criada nas restaurações.

Atenção:
Não confunda opalescência com o "efeito de halo incisal opaco". Embora esse efeito seja decorrente do fenômeno de opalescência, as tonalidades azuladas e cinzas encontradas no terço incisal dos dentes também decorrem desse mesmo fenômeno e ambos podem ser criados com o auxílio de resinas translúcidas especiais. Volte para a página 15 e reveja as figuras 11 A e 11 B.

Relação entre esmalte e dentina em função da idade do paciente

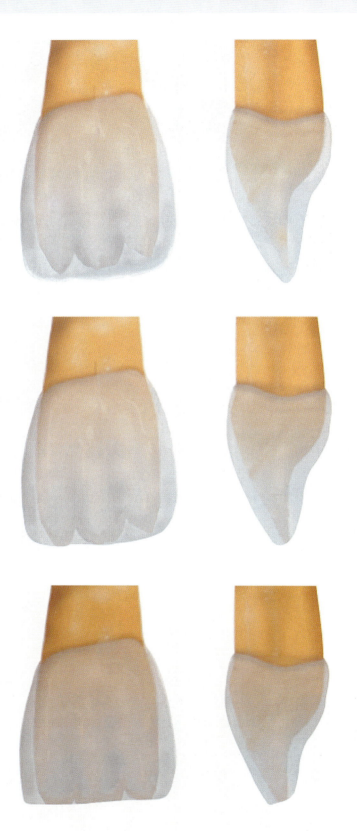

Paciente jovem. Com paciente jovem, o esmalte geralmente demonstra um claro efeito opalescente. Na região do rebordo incisal, os lóbulos de dentina são completamente cobertos pelo esmalte. A dentina é brilhante e com pouca variação de cor.

Paciente adulto. Com pacientes adultos, o esmalte é geralmente menos branco. Ele parece "neutro" ou de cor semelhante ao marfim. A dentina pode estar exposta na região do rebordo incisal. A dentina é mais escura.

Paciente idoso. Com pacientes idosos, o esmalte é mais fino e mais transparente. Na região do rebordo incisal a dentina pode se encontrar exposta. Os lóbulos de dentina dificilmente são identificados e remanescem apenas delicadas depressões. A dentina é relativamente escura (Coltene Co.)

Redução/Fechamento de Diastemas

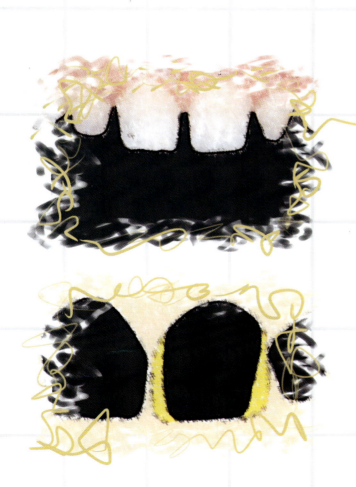

Caso Clínico 1 – Redução/fechamento de diastemas

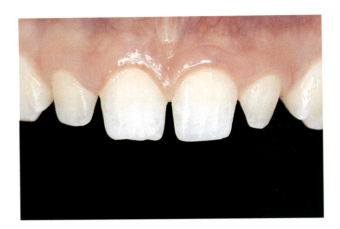

Fig. 243

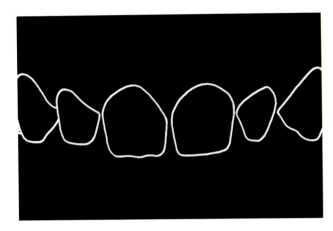

Fig. 244

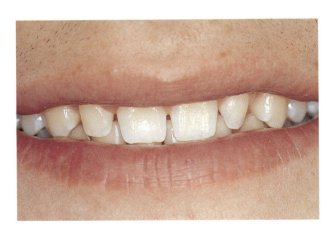

Fig. 245

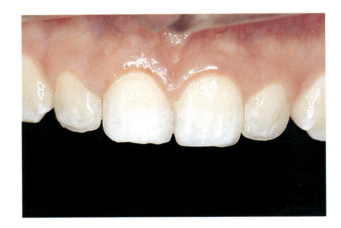

Fig. 246

Figs. 243 e 244 – Aparências dos dentes anteriores superiores de uma paciente com 24 anos de idade, com destaque para a presença de incisivos laterais conóides. O desenho da figura 244 facilita a visualização do problema.

Fig. 245 – Com os lábios em posição e com os dentes em máxima intercuspidação habitual, o problema "parece diminuir". Isso se deve ao fato de que os dentes inferiores, posicionados por palatal, dão a impressão de fechar os espaços interproximais dos dentes superiores.

Fig. 246 – Por meio dessas restaurações de diagnóstico, a paciente e o dentista puderam ter uma noção mais clara do provável resultado. Não se esqueça que o paciente poderá ir para casa ou para o local de trabalho com essas restaurações e, assim, perceber a resposta dos seus familiares e amigos ao novo aspecto visual. O profissional também pode, a partir delas, confeccionar o "guia de silicona" para auxiliá-lo durante a inserção da resina na área referente às superfícies proximais.

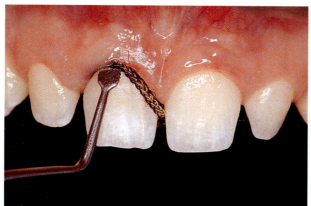
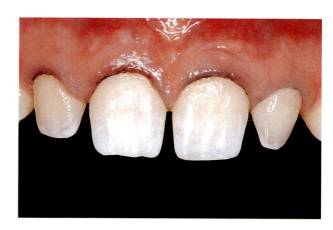

Fig. 247 Fig. 248

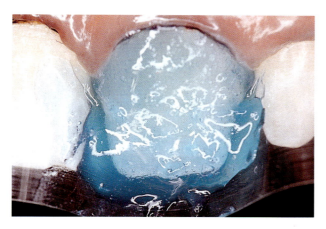
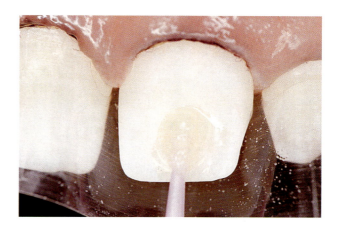

Fig. 249 Fig. 250

Figs. 247 e 248 – Fios retratores foram colocados na região vestibular do sulco gengival para propiciar acesso a essa área.

Fig. 249 – Idealmente, deve ser restaurado, primeiramente, um dos incisivos centrais. A partir dele, é definida a relação comprimento/largura ideal e, subseqüentemente, é definida a proporcionalidade entre os dentes. Observe a matriz transparente e o gel de ácido fosfórico a 35% sobre toda a coroa. Condicionamento de 15 segundos.

Figs. 250 e 251 – Com um pincel descartável, um adesivo do tipo "um só frasco" é aplicado sobre o esmalte condicionado pelo ácido e, em seguida, é polimerizado pelo tempo recomendado pelo fabricante (Fig. 226). Uma resina composta micro-híbrida é utilizada para reconstruir as regiões proximais palatais e, subseqüentemente, é coberta por uma de micropartículas. Na região cervical, em função da cor dos dentes e para não alterá-la, pode ser usada apenas uma resina transparente.

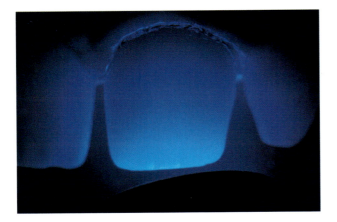

Fig. 251

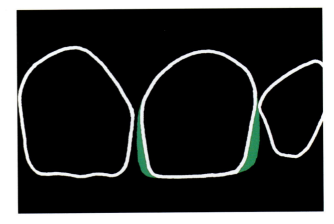

Fig. 251 A

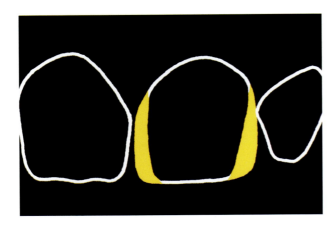

Fig. 251 B

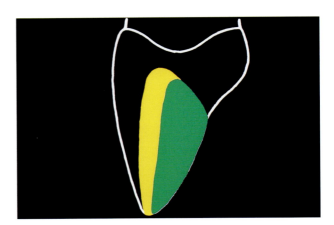

Fig. 251 C

Fig. 251 A – Desenho esquemático que destaca a colocação da resina micro-híbrida (em verde) nas superfícies proximais do dente 21. Esses incrementos podem, inicialmente, ser polimerizados por apenas 5 segundos.

Fig. 251 B – Desenho esquemático destacando, em amarelo, a complementação da restauração nas regiões proximais (vestibular) com uma resina de micropartículas. Esse incremento também pode, em princípio, ser polimerizado por apenas 5 segundos.

Fig. 251 C – Numa visão vestibulolingual, é possível observar melhor a relação entre os dois diferentes tipos de resinas. Nesse caso, em particular, a superfície vestibular foi subseqüentemente, totalmente, coberta com uma resina de micropartículas. A polimerização foi complementada por palatal (60 segundos) e vestibular (mais 60 segundos).

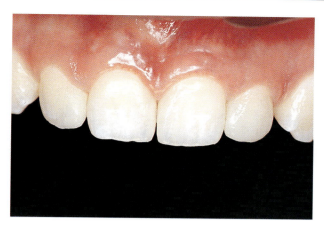

Fig. 252

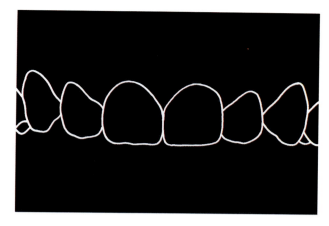

Fig. 253

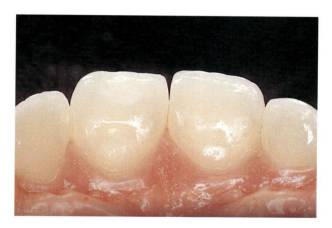

Fig. 254

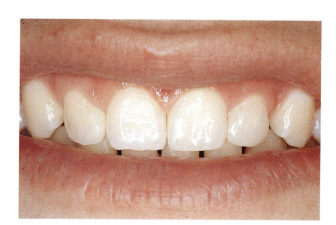

Fig. 255

Figs. 252 a 255 – Diferentes visões dos dentes restaurados. Compare essas fotografias com as iniciais (Figs. 243 e 244).

Atenção: Não se esqueça, a determinação e o treinamento árduo são capazes de promover nas pessoas transformações inimagináveis.

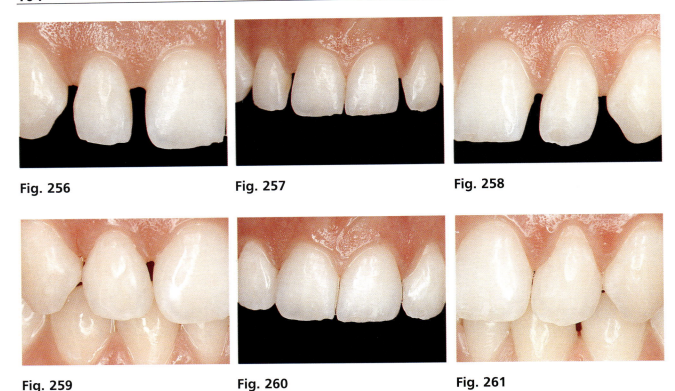

Fig. 256　　　　　　　　　　Fig. 257　　　　　　　　　　Fig. 258

Fig. 259　　　　　　　　　　Fig. 260　　　　　　　　　　Fig. 261

Figs. 256 a 258 – Redução de diastemas, caso clínico nº 2, diferentes visões pré-operatórios.
Fig. 259 a 261 – Visão pós-operatório. Observe que, em função dos grandes espaços referentes ao incisivos laterais, estes tiveram que serem feitos mais arredondados.
Figs. 262 a 264 – Visão pré-operatório de amplos diastemas na região de incisivos laterais superiores (Caso Clínico nº 3).
Figs. 265 a 267 – Aparência obtida após o fechamento dos diastemas. Observe agora, especialmente na figura 242, a visão incisal do dente 22.

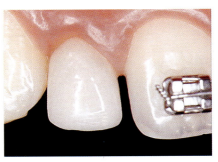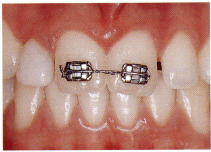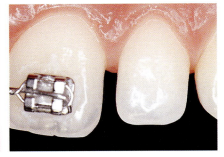

Fig. 262　　　　　　　　　　Fig. 263　　　　　　　　　　Fig. 264

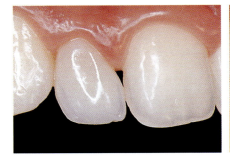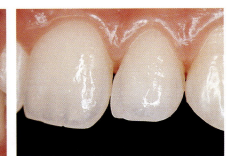

Fig. 265　　　　　　　　　　Fig. 266　　　　　　　　　　Fig. 267

11. Comentários finais

A Odontologia Restauradora passou por mudanças significativas nos últimos anos; a mais importante delas ocorreu em razão do uso dos fluoretos incorporados aos cremes dentais e nas águas de abastecimento público.[2] Isto possibilitou uma considerável queda na prevalência de lesões cariosas primárias,[2] e uma alteração no comportamento das lesões já instaladas (visíveis ou não), de modo a tornar o processo evolutivo das mesmas mais lento;[3,57,58,59] poder detê-lo[3,57] ou até mesmo revertê-lo.[3,58]

A segunda mudança em importância ocorreu a partir do surgimento da técnica do condicionamento ácido do esmalte,[12] a qual possibilitou a conservação e reforço de estrutura dental[65] de uma forma, antes, jamais imaginada. Aceitar, hoje, as mudanças proporcionadas pela de técnica do condicionamento ácido do esmalte[12] parece algo óbvio e incontestável. Todavia, nem sempre foi assim. Durante cerca de 25 anos essas idéias não foram muito bem-aceitas e alguns dos seus críticos, agora, voltam a sua atenção e descrença às novas mudanças que estão ocorrendo dentro da Odontologia Restauradora em decorrência da comprovada, eficaz e segura técnica do condicionamento ácido total[9,10,13,14,50,54,71] e do uso dos potentes sistemas adesivos atuais. Por outro lado, infelizmente, muitos que aceitam as novas possibilidades que têm sido criadas continuam a executar preparos cavitários de forma tradicional, perdendo assim vários dos benefícios proporcionados pelos conhecimentos disponíveis atualmente.

Este Caderno procurou mostrar de forma sucinta e, especialmente, por meio dos casos clínicos apresentados que, apesar de ser difícil, é possível a obtenção de excelência estética sem a necessidade de amplos biséis (embora com eles, tal possibilidade seja mais fácil e algumas vezes desejável). Isto é tão mais importante quanto menor for a idade do paciente, uma vez que o tempo médio de vida útil dessas restaurações é da ordem de 5 a 10 anos.[34] Isso eqüivale a dizer que, se uma criança com 8 anos de idade receber uma dessas restaurações, esta poderá ter que ser substituída cerca de 3 a 4 vezes até que a pessoa complete 30 anos de idade. Se em cada substituição houver perda de estrutura dental sadia, e há, haverá

> **Direto ao ponto**
> Os leigos não têm critérios de excelência estética iguais aos de seus dentistas, nem os próprios dentistas têm entre si os mesmos níveis de exigências imaginem as crianças.

sempre menor quantidade de estrutura dental disponível para a nova restauração. Os biséis são como tatuagens definitivas executadas nos dentes das crianças. Assim sendo, executá-los sempre é desconsiderar as informações que comprovam que eles, em muitas situações, não são desejáveis nem necessários.[9,74] Executá-los sempre, também, é o mesmo que acreditar que a história da Odontologia já terminou e que nada mais haverá de novo no futuro, ou quem sabe, já esteja disponibilizado em algum laboratório de alguma universidade ou indústria. Os leigos não têm os mesmos critérios de excelência estética que os seus dentistas, nem os próprios dentistas têm os mesmos níveis de exigências, imaginem as crianças. Assim sendo, acreditamos que uma das maiores vantagens da Odontologia atual é a possibilidade de executar restaurações diretas sem a necessidade de qualquer tipo de desgaste dental, mesmo que isso implique que alguns dentistas sejam capazes de, eventualmente, visualizar a região das margens dessas restaurações.

Da mesma forma, admitir as possibilidades e os benefícios da Odontologia Adesiva Direta, proporcionada pela técnica do condicionamento ácido total e dos potentes sistemas adesivos atuais, não significa negar a importância de estudos bem-dirigidos que comprovem tais vantagens e possibilidades. Na verdade, o que todos devemos buscar é tornar a vida das pessoas cada vez mais segura, longa e melhor. Este Caderno também foi escrito com esse objetivo.

12. Conclusões

Após a realização de inúmeras restaurações adesivas diretas nos últimos anos, por meio da técnica do condicionamento ácido total e do uso de diferentes sistemas adesivos resinosos, nos sentimos muito seguros para concluirmos que:

- trata-se de uma técnica segura e que possibilita resultados predizíveis, tanto a curto como a longo prazos, quer do ponto de vista biológico como do estético;
- os biséis, geralmente, recomendados para essas restaurações nem sempre são necessários, por outro lado;
- é, geralmente, mais fácil a obtenção de excelência do ponto de vista estético quando um bisel é executado, da mesma forma que biséis longos proporcionam resultados melhores que biséis curtos;
- as possibilidades de cores, translucências, texturas e formas, com resinas de uso direto, estão, dia após dia, se tornando inesgotáveis;
- apesar de ser possível, a obtenção de excelência com restaurações adesivas diretas em dentes anteriores é algo extremamente difícil e que exige conhecimentos básicos, determinação e muito treinamento prévio.

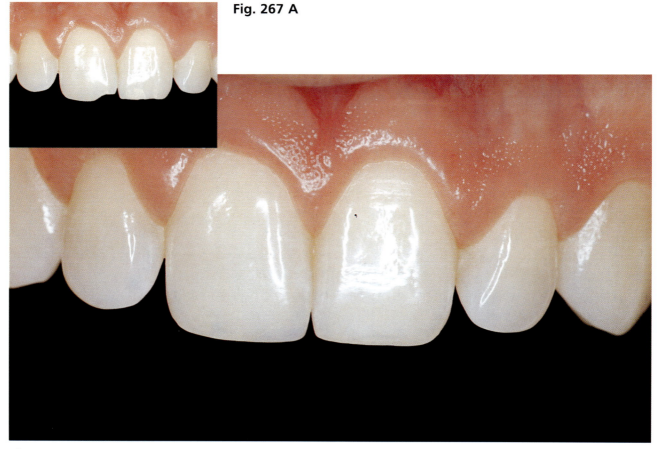

Fig. 267 A

Fig. 267 B

13. Bibliografia consultada

1. ALBERS, HF. *Tooth-colored restorative.* 7th ed., Cotati: Alta Books, 1985.
2. ARENDS, J; DIJKMAN, G; DIJKMAN, AG. Review of fluoride release and secondary caries reduction by fluoridating. *Adv Dent Res*; **9**:367-376, 1995.
3. BACKER-DIRKS, O. Post-eruptive changes in dental enamel. *J Dent Res,* **45**:503-511, 1966.
4. BARATIERI, LN; ANDRADA, MAC; MONTEIRO, S.Jr. et al. *Dentística – Procedimentos Preventivos e Restauradores.* 1. ed., São Paulo: Santos, 1989.
5. BARATIERI, LN; MONTEIRO, S.Jr.; ANDRADA, MAC. *Estética. Restaurações adesivas diretas em dentes anteriores fraturados.* São Paulo: Quintessence, 1995.
6. BARATIERI, LN; RITTER, AV; PERDIGÃO, J; FELIPPE, LA. Direct posterior composite resin restorations: current concepts for the technique. *Pract Periodont Aesthet Dent,* **10**:875-886, 1998.
7. BARATIERI, LN; RITTER, AV; MONTEIRO, SJ; MELLO FILHO, JC. Tooth fragment reattachment: An alternative for restoration of fractured anterior teeth. *Pract Periodont Aesthet Dent,* **10**:115-125, 1998.
8. BARATIERI, LN; MONTEIRO, S.Jr.; ANDRADA, MAC et al. *Odontologia Restauradora – Fundamentos e Possibilidades.* São Paulo: Santos/Quintessence, 2001.
9. BARATIERI, LN; CANABARRO, S; LOPES, GC. Effect of resin and beveled margin on clinical performance of cervical restorations. *J Dent Res,* **80** (AADR Abstract # 1317): 200, 2001.
10. BARATIERI, LN; RITTER, AV. Four-year clinical evaluation of posterior resin-based composite restoratons placed using the total-etch technique. *J Esthet Restor Dent,* **13**:50-57, 2001.
11. BUSATO, ALS; BARBOSA, NA; BUENO, M; BALDISSERA, RA et al. *Dentística – Restaurações em Dentes Anteriores.* São Paulo: Artes Médicas, 1997.
12. BUONOCORE, MG. A simple method of increasing the adhesion of acrylic filling materials to enamel surfaces. *J Dent Res,* **34**:849-853, 1955.
13. COX, CF. Effects of adhesive resins and various dental cement on the pulp. *Oper Dent Supl,* **5**:165-176, 1992.
14. COX, CF et al. Biocompatibility of primer adheive and resin composite systems on non-exposed and exposed pulps of non-human primate teeth. *Amer J Dent,* **1**:556-570, 1999.
15. CHRISTENSEN, GJ. How ethical are esthetic dental procedures? *J Amer Dent Assoc,* **125**:1498-1502, 1994.
16. CRAIG, RG. *Restorative Dental Materials,* 10 ed. St. Louis: Mosby, p.261,275, 1997.
17. CRIM, G; CHAPMAN, K. Effect of placement techniques on microleakage of a dentin-bonded composite resin. *Quintessence Int,* **17**:21-24, 1986.
18. CONCEIÇÃO, EN; DILLEMBURG, AL; EDUARDO, CP; LEITE, CV et al. *Dentística – Saúde e Estética.* Porto Alegre: Artes Médicas Sul, 2000.
19. DAVIDSON, CL; DEGEE, AJ. Relaxation of polymerization contraction stresses by flow in dental composites. *J Dent Res,* **63**:16-48, 1984.
20. DE GOES, MF; PACHANE, GC; GARCIA-GODOY, F. Resin bond strength with different methods to remove excess water from the dentin. *Amer J Dent,* **10**:298-301, 1997.
21. DIETSCHI, D. Free-hand composite resin restorations: A key to anterior esthetics. *Pract Periodont Aesthet Dent,* **7**: 15-25, 1995.
22. DIETSCHI, D. Current developments in composite material and techniques. *Pract Periodont Aesth Dent,* **7**:603-613, 1996.
23. DIETSCHI, D; SPREAFICO, R. *Restaurações adesivas: Conceitos atuais para o tratamento estético de dentes posteriores.* São Paulo: Quintessence, 1997.
24. EICK, JD; WELCH, F. Polymerization shrinkage of posterior composite resins and its possible influence on postoperative sensity. *Quintessence Int,* **17**:103-111, 1986.
25. EKSTRAND, KR; BRUUN, G; BRUUN, M. Plaque and gengival status as indicators for caries progression on approximal surfaces. *Caries Res,* **32**:41-45, 1998.
26. ELDERTON, RJ. The prevalence of failure of restorations: A literature review. *J Dent,* **4**:207-210, 1976.
27. FAHL, NJr.; DENEHY, GE; JACKSON, RD. Protocol for predictable restoration of anterior teeth with composite resins. *Pract Periodont Aesthet Dent,* **7**:13-21, 1995.
28. FAHL, NJr. Predictable esthetic reconstruction of fractured anterior teeth. *Pract Periodont Aesthet Dent,* **8**:17-31, 1996.
29. FAHL, NJr. Optimizing the esthetics of Class IV restorations with composite resins. *J Can Dent Assoc,* **63**:108-115, 1997.
30. FEILZER, AJ; DE GEE, AJ; DAVIDSON, CL. Curing contraction of composites and glass-ionomer cements. *J Prosthet Dent,* **59**:297-300, 1998.
31. FELLIPE, LA; BARATIERI, LN. Direct resin composite veneers: Masking the dark prepared enamel surface. *Quintessence Int,* **3**:557-562, 2000.

32. FENG, I; SUH, BI. Reduction of shrinkage stress by two-step curing (abstract). *J Dent Res,* **78**:371, 1999. IADR Abstract No. 2122.
33. FUSAYAMA, T. *A simple pain-free adhesive restorative system by minimal reduction and total etching.* Tokyo: Ishiyaku EuroAmerica, 1993.
34. GOLDSTEIN, RE. *Esthetics in dentistry.* 2nd ed. Vol.1. London: BC Decker, 1998.
35. GORDON, M; PLASSCHAERT, A; SAIKU, J; PLEZNER, R. Microleakage of posterior composite resin materials and an experimental urethane restorative material, tested in vitro above and below the cementoenamel junction. *Quintessence Int,* **17**:11-15, 1986.
36. GWINNETT, AJ. Dentin bond strengths after air-drying and re-wetting. *Amer J Dent,* **7**:144-148, 1994.
37. HEMBREE, JH. Microleakage of microfilled composite resin restorations with different cavosurface designs. *J Prosthet Dent,* **52**:653-656, 1984.
38. KANCA, J. Effect of resin primer solvents and surface wetness on resin composite bond strength to dentin. *Amer J Dent,* **5**:213-221, 1992.
39. KANCA, J. Effect of resin primer solvents and surface wetness on resin composite bond strength to dentin. *Amer J Dent,* **5**:213-215, 1992.
40. KANCA, J. Wet bonding: effect of drying time and distance. *Amer J Dent,* **9**:273-276, 1996.
41. LAMBRECHTS, PP; AMEYE, C; VANHERLE, G. Conventional and microfilled composite resins. Part II: Chip fractures. *J Prosthet Dent,* **48**:527-538, 1982.
42. LIEBENBERG, WH. Successive cusp build-up: A improved placement technique for posterior direct resin restorations. *J Can Dent Assoc,* **62**:501-507, 1996.
43. LUNDER, N; VON DER FEHR, FR. Approximal cavitation related to bite-wing image and caries activity in adolescents. *Caries Res,* **30**:143-147, 1996.
44. LUTZ, F; KREJCI, I; OLDENBURG, TR. Elimination of polymerization stresses at the margins of posterior composite resin restorations: A new restorative technique. *Quintessence Int,* **17**:777-784, 1986.
45. LUTZ, F; KREJCI, I; BARBAKOW, F. Quality and durability of marginal adaptation in bonded composite restorations. *Dent Mater,* **17**:107-113, 1991.
46. MAGNE, P; HOLZ, J. Stratification of composite restorations: Systematic and durable replication of natural aesthetics. *Pract Periodontol Aesthet Dent,* **8**:61-68, 1996.
47. MAGNE, P. Megabrasion: A conservative strategy for the anterior dentition. *Pract Periodontol Aesthet Dent,* **9**: 389-395, 1998.
48. MANNING, KE et al. Factors to consider for predictable post and core build-ups of endodontically treated teeth – Part II: Clinical application of basic concepts. *Can Dent J,* **61**:696-707, 1995.
49. MYASAKA, K; NAKABAYASHI, N. Combination of EDTA conditioner and Phenyl-P/HEMA self-etching primer for bonding to dentin. *Dental Materials,* **15**:153-157, 1999.
50. NAKABAYASHI, N; KOJIMA, K; MASUHARA, E. The promotion of adhesion by the infiltration of monomers into tooth substrates. *J Biomed Mater Res,* **16**:265-273, 1982.
51. OLIVEIRA, FCJ; OLIVEIRA, MLM; OLIVEIRA, FC. Restauração de Classe IV e faceta direta em resina composta de micropartículas: visão seqüencial de uma técnica clinica simplificada. *Estética Contemporânea,* **1**:59-66, 1999.
52. O'FERRACANE, JL. Materials in dentistry. *Principles and applications.* Philadelphia: Lippincott, 1995.
53. PASTORE, FF. The porcelain inlay/onlay. *Forum Esthet Assoc,* **5**:1-3, 1987.
54. PERDIGÃO, J; BARATIERI, LN; LOPES, M. Laboratory evaluation and clinical application of a new one-bottle adhesive. *J Esthet Dent,* **11**:23-35, 1999.
55. PERDIGÃO, J; LOPES, L; LAMBRECHTS, P; LEITÃO, J; VAN MERRBEEK, B; VANHERLE, G. Effects of a self-etching primer on enamel shear bond strengths and SEM morphology. *Amer J Dent,* **3**:141-145, 1997.
56. PIETROBON, N; PAUL, SJ. All ceramic restorations: A challenge for anterior esthetics. *J Esthet Dent,* **9**:179-186, 1997.
57. PITTS, NB. Monitoring of caries progression in permanent and primary posterior approximal enamel by bitewing radiography. A review. *Community Dent Oral Epidemiol,* **11**:228-235, 1983.
58. PITTS, NB. Regression of approximal lesions diagnosed from serial standardized bitewing radiographs. *Caries Res,* **20**:85-90, 1986.
59. PITTS, NB. The use of bitewing radiographs in the management of dental caries: Scientific and practical considerations. *Dentomaxillofac Radiol,* **25**:5-16, 1996.
60. POLLACK, B; BLITZER, M. Discoloration in composite and microfill resins. *Gen Dent,* **32**:130-133, 1984.
61. QVIST, V; STROM, C. 11-year assessment of Class III resin restorations completed with two restorative procedures. *Acta Odontol Scand,* **51**:253-262, 1993.
62. RIBEIRO, CCC; BARATIERI, LN; PERDIGÃO, J; BARATIERI, NMM; RITTER, AV. A clinical, radiographic, and SEM evaluation of adhesive restorations on carious deciduous dentin. *Quintessence Int,* **30**:591-599, 1999.

63. SAKAGUCHI, RL; BERGE, HX. Reduced light energy density decreases post-gel contraction while maintaining degree of conversion in composites. *J Dent,* **26**:695-700, 1998.
64. SANO, H; YOSHIKAWA, T; PEREIRA, PNP; KANEMURA, N; MORIGAMI, M; TAGAMI, J; PASHLEY, DH. Long-term durability of dentin bonds made with a self-etching-primer, in vivo. *J Dent Res,* **78**(4):906-911, 1999.
65. SIMONSEN, RJ et al. Cusp fracture a resistance from composite resin Class II restoration. *J Dent Res,* **62**:254. (Abstr) 1983.
66. SUH, BJ et al. Reducing the residual strain in composites with the pulse-delay cure technique. *Restorative Quarterly,* **1**:3-6, 1999.
67. TYAS, MJ. Correlation between fracture properties and clinical performance of composite resins in Class IV cavities. *Austra Dent J,* **35**:46-49, 1990.
68. TAY, FR; GWINNETT, AJ; PANG, KM; WEI, SH. Resin permeation into acid-conditioned, moist, and dry dentin. A paradigm using water-free adhesive primers. *J Dent Res,* **75**:1034-1044, 1996.
69. TAY, FR; GWINNETT, AJ; WEI, SH. Ultrastructure of the resin-dentin interface following reversible and irreversible re-wetting. *Amer J Dent,* **10**:77-82, 1997.
70. VANINI, L. Light and color in anterior composite restorations. *Pract Periodont Aesthet Dent,* **8**:673-682, 1996.
71. VAN MEERBEEK, B; PERDIGÃO, J; LAMBRECHTS, P; VANHERLE, G. The clinical performances of adhesives. *J Dent,* **26**:1-20, 1997.
72. VAN MEERBEEK, B; LOPES, MM; AMBROSE, WW. The effect of a re-wetting agent on dentin bonding. *Dent Mater,* **15**:282-295, 1999.
73. WILSON, NH; WASTELL, MA; WASTELL, DG; SMITH, GA. Performace of oclusion in butt-joint and bevel-edged preparations: Five years results. *Dent Mater,* **7**:92-98, 1991.
74. WORTHINGTON, RB; MURCHISON, DF; VANDE-WALLE, KS. Incisal edge reattachment: The effect of preparation utilization and design. *Quintessence Int,* **30**:637-643, 1999.

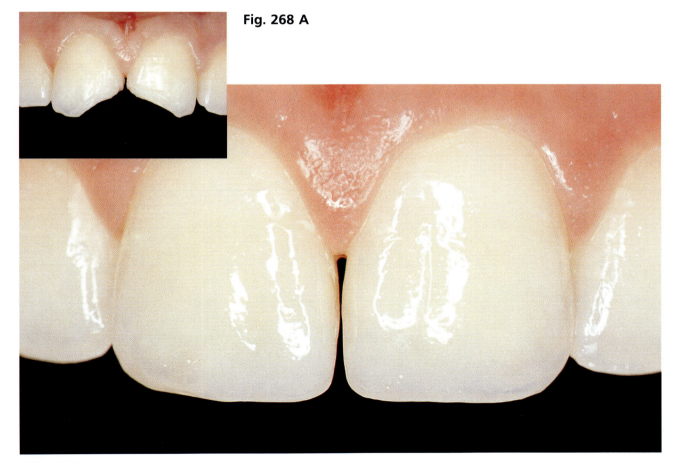

Fig. 268 A

Fig. 268 B

14. Atualize seu caderno

15. Fixando o conhecimento (prova final)

Ao contrário das provas que você está acostumado a fazer, essa poderá ser feita quando você bem entender e no lugar que você preferir. Todavia, gostaríamos de sugerir que só a faça após uma ou duas leituras do Caderno. Este "provão" está dividido em três partes:

Parte 1. Com 2 jogos de palavras cruzadas e dois de "procura das palavras".
Parte 2. Com 23 questões de assinalar, correlacionar colunas e somatórias.
Parte 3. Com um texto em inglês para você interpretar e responder algumas perguntas de múltipla escolha.

Sabemos que a nossa língua é a portuguesa e temos orgulho disso. Também sabemos que ninguém precisa conhecer inglês para vencer na vida, especialmente no Brasil, nem tampouco para ser feliz, mas o que se observa é que, cada vez mais, mais as novas informações são disponibilizadas em inglês. Portanto, essa é mais uma oportunidade para você ler um bom texto e testar o seu inglês. As respostas você poderá encontrar no final deste Caderno.

Parte 1

Essa primeira parte é composta por 2 jogos de palavras cruzadas, no qual você deverá encontrar, de acordo com as orientações a seguir, 12 (Questão 1.1) e 9 (Questão 1.2) palavras referentes ao texto. Você ainda irá encontrar dois jogos do tipo "encontre as palavras". Um com 25 palavras e o outro com 31. Ao iniciar essas duas etapas, não se esqueça de marcar o tempo.

 Questão 1.1. A partir das orientações relacionadas a seguir, encontre as 12 palavras cruzadas. Marque o tempo.

1. Atração entre moléculas de corpos diferentes.
2. Sintoma de alteração pulpar.
3. Agente utilizado para aumentar a energia livre da superfície do esmalte.
4. Agente utilizado para aumentar a energia livre da superfície da dentina.
5. Agente utilizado para selar a dentina.
6. Importante área da Odontologia.
7. Tecido dental com 70% de matéria inorgânica.
8. Tecido conjuntivo frouxo.
9. Vermelho-vivo.
10. Procedimento para tornar as restaurações lisas.
11. Mistura de colágeno e resina.
12. Mudança de monômeros em polímeros.

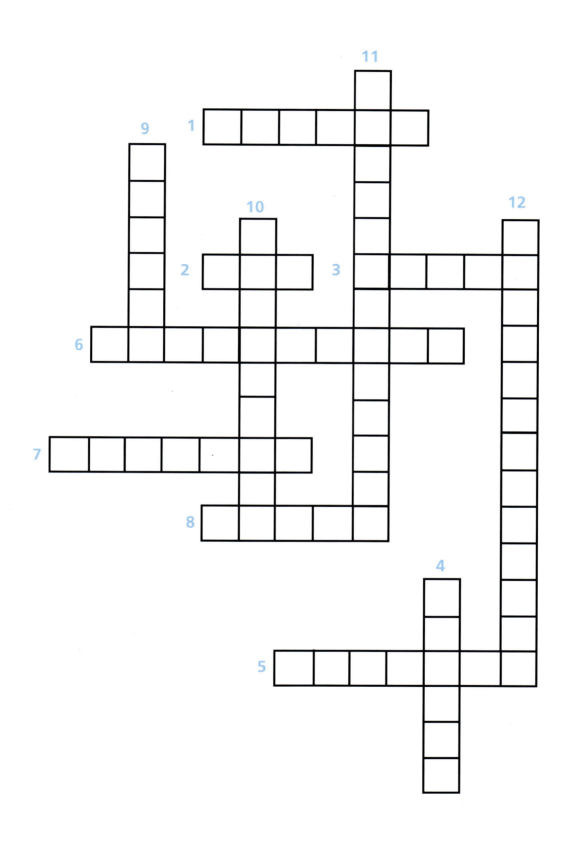

Questão 1.2. Esse jogo de palavras cruzadas foi estruturado para ajudá-lo a fixar alguns nomes que você irá ouvir durante muitos anos; portanto, relaxe e descubra as 9 palavras a partir das informações disponibilizadas no próprio texto. Ao iniciar, marque o tempo.

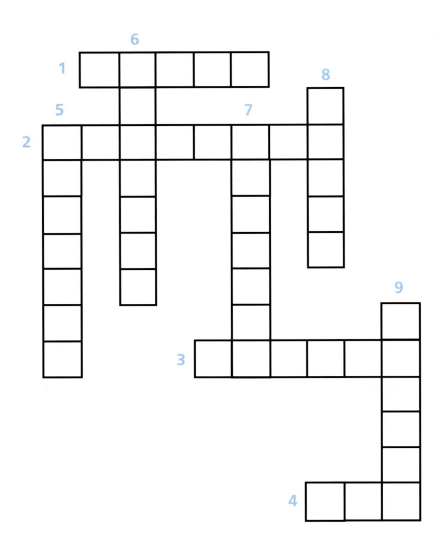

1. O nome da cor.
2. Espaço entre os dentes anteriores.
3. Um material restaurador.
4. Indispensável para a vida.
5. Tecido dental com 18% de matéria orgânica.
6. "A" da escala Vita.
7. Tecido dental.
8. Luminosidade da cor.
9. Dispositivo utilizado durante a inserção do material restaurador.

Questão 1.3. No quadro abaixo você deverá encontrar 25 palavras referentes aos assuntos abordados neste Caderno. Elas podem ser encontradas na vertical (2) e na horizontal (23). Escritas tanto no sentido correto como de trás para a frente (1). Elas podem ser simples ou compostas (duplas). Uma das palavras representa um desejo nosso em relação a você; na verdade, ela representa uma das maiores buscas do ser humano: encontre-a.

```
AKLOACIDOGHHHERIOWVDORNAAOSLRESIA
ADIAEFREPRIMERTRRESINASDERLUZZWVALOR
DNMILOJFSAPOLIMENTOKMYUGPOMATIZNRD
ELOEMACORESLENSAIORESTAURADORNDERM
SALAMADENTINARIANIRBESNYUREADESIVOOI
AMDALESAOATIVABVDAOLESAOINATIVAMSOPS
OAETLAMSELOUFRNJUTMOCONTRACAOMIOL
OPAILOARTENMORLOTFELICIDADESMDERSAGL
LIOLIOUPOLIMENTOYTLOUNHTRFVBHFFLUOR
PLDADIASTEMALORTKOYTRDENTISTICANMOP
HZPLAIOACLASSEVMYTREVESTIBULARNMRTAP
BIAMOLDAOPRVBGRMUTGOPARGGSBRMPOSS
```

Questão 1.4. No quadro abaixo você deverá encontrar 31 palavras referentes aos assuntos abordados neste Caderno. Elas podem ser encontradas na vertical (2) e na horizontal (29). Escritas tanto no sentido correto (28) como de trás para a frente (3). Antes de começar, pegue o relógio e marque quanto tempo que você levará para encontrá-las.

```
AVEXUROLAVNDOPVHIBRIDAKNMESAZCCBISELMMVSILEVBROCA
HLAPPESCALADECORESSDESRFIBRSANISERNBRESCKFDMATIZLICV
FRIOTQLGYELESDRELESLESAOATIVAHDSEINCISALNUMEIDENTINA
LOTODFADFSASEEDFNSSDAORESTAURAUOTQWCOCITSONGAID
LOPYBVDIEHISBIAASIRESMALTEARTIFICIALBRBIABBLLUZNATURAL
DEFFSLWEVHUIYRFAATATAPNKYUHAAOFREADSACGIHDIASTEMA
GKSSPSCROMASGPSOFSIFOOUAAJAOCFERTYHJOLSINDIRETASSAG
KSSPSPSOSMICROPARTICULASIUNATSESSATUCLASSEIVSGKSSPOREL
PSPSOSLCLASSEIIISSPSPSOSGKSSPSNSUOAQNSIEAEISEPOLIMTVFDE
LUZARTIFICIALSSPSPSOSGSPSPSOYIJOAAREDAAVLIVIVLVVVDIRETAS
VLINDADESAOOVAVINTENCIDADESTSPAITATORSPLGKPROPEIORZ
BGTTERKHDOMACROPARTICULASSSDERUTIELIOPACIFICACAOIA
FXSOLTREVAOMAPACROMATICOKLOREIWASIOVPAREJDKEOEPIFA
VENSAIORESTAURADORRRESJACFERTYHJOLJACFERAYAIILOYTHHA
OLASADLOVRESTAURACOESINDIRETASMERINFHTFUNDOESCURO
MGTEHICOSMDURELKJTRANSPARENCIAINCISALLODOAUJKDAIOR
```

Parte 2

Esta segunda parte envolve 23 questões, 16 para você assinalar a alternativa **correta** ou **incorreta** (apenas uma alternativa deve ser assinalada), uma do tipo para correlacionar a coluna da esquerda com a da direita e 6 do tipo proposições múltiplas (somatórias).

Questão 2.1. Em relação ao diagnóstico e à decisão de tratamento de lesões cariosas primárias localizadas nas superfícies proximais de dentes anteriores, é correto afirmar que:

(a) As lesões incipientes ativas são, geralmente, brancas, opacas e sem depósitos de biomasas.
(b) O diagnóstico delas é, geralmente, dificultado pela presença do dente adjacente e pelas diminutas dimensões dessas superfícies.
(c) Elas não dão imagem radiográfica, mesmo quando o ângulo de incidência dos raios X e a espessura do esmalte são favoráveis.
(d) Essas lesões podem, dependendo do estágio em que forem descobertas, estar restritas ao esmalte ou já terem alcançado a dentina. Em ambas as situações, elas, geralmente, se encontram em atividade.
(e) Estando em atividade, o processo evolutivo delas é, em geral, rápido.

Questão 2.2. Ainda em relação ao diagnóstico e a decisão de tratamento das lesões cariosas primárias localizadas nas superfícies proximais dos dentes anteriores é correto afirmar que:

(a) As lesões estacionadas necessitam de intervenção restauradora.
(b) As lesões ativas, em esmalte, também necessitam de intervenção restauradora.
(c) As lesões estacionadas são sempre escuras.
(d) As lesões cariosas proximais com extensão dentinária e visíveis radiograficamente se encontram sempre em atividade.
(e) A decisão restauradora, em relação a essas lesões, só deve ser tomada após a obtenção de uma segunda radiografia que comprove o estado evolutivo ativo da lesão.

Questão 2.3. Em relação ao tipo de resina composta a ser utilizado em dentes anteriores, é correto afirmar que:

(a) As resinas de micropartículas são mais fortes (mais resistentes a impactos) que as resinas micro-híbridas.
(b) As resinas micro-híbridas, por serem mais fortes, são usadas para reproduzir o esmalte (sua lisura e diferentes nuances de cores), auxiliar no mascaramento do fundo e conferir maior resistência flexural à restauração.
(c) As resinas de micropartículas são, em geral, empregadas superficialmente para reproduzir o esmalte e as suas características de lisura e brilho.
(d) A reprodução da região do terço incisal em restaurações de dentes anteriores fraturados é a parte mais fácil do procedimento.
(e) Para as cavidades de Classe V, preferimos, geralmente, utilizar apenas uma resina micro-híbrida.

Questão 2.4. Em relação à seleção das cores, é correto afirmar que:

(a) As resinas micro-híbridas ficam mais claras quando são polimerizadas, enquanto as de micropartículas ficam mais escuras.
(b) Uma resina micro-híbrida deve ser utilizada para reproduzir o matiz e o croma da dentina. Geralmente, esse tipo de resina deve apresentar três ou quatro tonalidades acima da resina referente ao esmalte.
(c) Na escolha das cores, devem ser considerados os casos mais desafiadores e aqueles relativamente mais simples.
(d) A transparência do esmalte diminui com passar dos anos.
(e) A seleção das cores pode ser feita com o dique de borracha em posição.

Questão 2.5. Assinale a alternativa **incorreta**.

(a) Os dentes devem ser limpos antes da seleção das cores.
(b) O uso de um jato de bicarbonato de sódio é uma ótima alternativa para a limpeza dos dentes, antes do processo seletivo das cores.
(c) Uma pasta de pedra-pomes e água também pode ser utilizada para a limpeza dos dentes.
(d) A limpeza dos dentes não interfere no processo seletivo das cores.
(e) Durante a limpeza dos dentes, o operador deve ter cuidado para não traumatizar o tecido gengival.

Questão 2.6. Assinale a alternativa **correta**.

(a) A técnica do condicionamento ácido total, os potentes sistemas adesivos atuais e, especialmente, os novos conhecimentos disponíveis sobre as resinas compostas são os principais fatores na mudança de conceitos sobre preparos cavitários.
(b) Resultados de pesquisas clínicas mostram que a equiparação da tonalidade entre o material restaurador e a estrutura dental é sempre melhor com margens biseladas.
(c) Quanto maior o bisel, maior a retenção da restauração.
(d) Quanto maior a fratura, maior deve ser o bisel.
(e) A realização de um bisel nem sempre é necessária, mesmo quando se tratar da restauração de um dente anterior fraturado.

Questão 2.7. Em relação às **desvantagens** da execução de um bisel em dentes anteriores fraturados a serem restaurados com resinas composta é correto afirmar que:

(a) Durante a execução do bisel, o instrumento rotatório dificilmente poderá tocar na superfície proximal intacta do dente adjacente.
(b) Os biséis e chanfrados criam, geralmente, linhas de término bem-definidas e isso pode ajudar o operador na hora de realizar o acabamento e polimento dessas restaurações.
(c) A linha de término definida pelo bisel ou chanfrado evita, geralmente, que essas restaurações criem sobrecontornos exagerados.

(d) Acredita-se que, quanto maiores os biséis, mais fácil a obtenção de bons resultados estéticos.
(e) Os desgastes necessários para a confecção de biséis e chanfrados tornam as restaurações irreversíveis.

Questão 2.8. Em relação às restaurações adesivas diretas em dentes anteriores, é correto afirmar que:

(a) Elas apresentam um tempo de vida útil ilimitado.
(b) Elas apresentam um tempo de vida útil, de 5 a 10 anos.
(c) O tempo de vida útil delas independe do tipo de paciente.
(d) O fator mais importante no tempo de vida útil dessas restaurações é a habilidade manual do profissional que as executa.
(e) O tempo de vida útil delas pode ser da ordem 5 a 10 anos, dependendo de fatores como tipo de paciente, operador e material.

Questão 2.9. Em relação à indicação das restaurações adesivas diretas, em dentes anteriores, é correto afirmar que:

(a) Elas são mais indicadas para casos amplos e que envolvem vários dentes.
(b) A escolha do tipo de restauração independe da amplitude do defeito a ser restaurado.
(c) A preferência e habilidade do operador são os fatores mais importante na seleção do tipo de restauração a ser executada.
(d) Elas são mais indicadas quando o defeito é pequeno, supra-gengival e envolver, preferencialmente, um ou alguns dentes.
(e) Elas representam a melhor alternativa de tratamento para os dentes manchados por tetraciclinas.

Questão 2.10. Em relação ao ensaio restaurador, é correto afirmar que:

(a) Ele só precisa ser utilizado por estudantes e profissionais no início da carreira.
(b) Por não envolver o condicionamento ácido dos substratos dentais, ele, geralmente, é fácil de ser removido.
(c) Como medida de economia, ele deve ser feito com resinas velhas que o profissional dispõe no consultório.
(d) Ele só deve ser feito em casos de dentes escuros, justamente para facilitar a escolha da melhor resina para o fundo.
(e) Ele deve ser executado em todos os casos, uma vez que através dele o paciente poderá ver com os seus próprios olhos o resultado final mais provável.

Questão 2.11. Assinale a alternativa correta.

(a) O fato de haver grande variedade de marcas comerciais e diferentes cores de resinas de uso direto disponíveis no mercado torna mais fácil a escolha do melhor sistema por parte dos estudantes e profissionais.

(b) Para facilitar a visualização de detalhes de forma, textura e contorno é extremamente importante a observação dos dentes por vários ângulos.
(c) Para obtermos melhores resultados do ponto de vista estético, primeiro devemos treinar bastante as mãos e, por último, os olhos.
(d) Devido ao policromatismo dos dentes naturais, é impossível a obtenção de bom resultado estético com o emprego de uma única tonalidade de resina.
(e) Croma é o nome da cor, e matiz, a intensidade.

Questão 2.12. Em relação às lesões cariosas primárias, é correto afirmar que:

(a) As lesões cariosas ativas necessitam tratamento restaurador, independentemente da profundidade e localização.
(b) As lesões cariosas ativas em esmalte se caracterizam por apresentarem uma superfície branca opaca, estarem associadas à presença de placa bacteriana visível clinicamente e possibilitarem imagem radiográfica.
(c) A decisão restauradora em relação a uma lesão cariosa primária, algumas vezes, poderá levar mais que um ano, até que o diagnóstico possa ser definido.
(d) Lesões cariosas cavitadas precisam, sempre, ser restauradas.
(e) Lesões estacionadas nunca precisam ser restauradas.

Questão 2.13. Em relação ao uso de matrizes em restaurações adesivas diretas em dentes anteriores, é correto afirmar que:

(a) Elas só são necessárias em casos mais complicados.
(b) É sempre vantajoso utilizá-las.
(c) Elas, associadas a cunhas de madeira, impedem, totalmente, o extravasamento de resina na região da parede gengival.
(d) O emprego de algum tipo de matriz depende do tipo de cavidade a ser restaurada, do treinamento prévio e da preferência do operador.
(e) Elas devem, sempre, ser colocadas antes da etapa de condicionamento ácido dos substratos de esmalte e dentina.

Questão 2.14. Ainda em relação ao uso de matrizes, é correto afirmar que:

(a) As mesmas matrizes recomendadas para as cavidades de Classe III também podem ser utilizadas para as cavidades de Classe IV e dentes anteriores fraturados.
(b) As matrizes em forma de coroa oca são fáceis de ser inseridas e removidas.
(c) As matrizes em forma de coroa oca apresentam baixo custo e, por isso, devem sempre ser utilizadas.
(d) As matrizes em forma de coroa oca facilitam a obtenção de restaurações policromáticas.
(e) As matrizes em forma de coroa oca tornam o procedimento restaurador mais demorado.

Questão 2.15. Em relação às restaurações adesivas diretas em dentes anteriores, assinale a alternativa **incorreta.**

(a) Um gel de ácido fosfórico na concentração de 30 a 37,5% só deve ser aplicado sobre dentina vital de cavidades rasas e médias.
(b) O condicionamento adequado dos substratos de esmalte e dentina, e a subseqüente hibridização dos mesmos, conferem, geralmente, retenção suficiente a essas restaurações.
(c) Uma boa maneira de evitar a desidratação da dentina e remover o excesso de água é colocar uma pequena bolinha de algodão dentro da "cavidade" (se for o caso), enquanto o esmalte é seco com suaves jatos de ar.
(d) O condicionamento adequado dos substratos de esmalte e dentina e a subseqüente hibridização dos mesmos reforçam a estrutura dental remanescente.
(e) O condicionamento adequado dos substratos de esmalte e dentina e a subseqüente hibridização dos mesmos possibilitam a obtenção de um adequado e duradouro selamento da dentina.

Questão 2.16. Em relação à inserção e polimerização das resinas, é correto afirmar que:

(a) O tamanho do incremento não interfere na contração de polimerização.
(b) Em restaurações de ângulos, primeiro deverá ser executada a inserção da resina equivalente à dentina.
(c) Em restaurações de dentes anteriores fraturados, é melhor iniciar a inserção da resina pela porção equivalente ao esmalte palatal.
(d) Em "cavidades de Classe IV", é melhor iniciar a inserção da resina pela porção equivalente ao esmalte vestibular.
(e) A cor da resina referente à dentina deve ser mais clara que a cor da resina referente ao esmalte.

Questão 2.17. Relacione a coluna da direita com a da esquerda e preencha as lacunas com as letras correspondentes.

(A) O nome da cor   ( ) Matiz
(B) Croma   ( ) Aumenta o croma ao ser polimerizada
(C) Resina composta de micropartículas   ( ) Diminui o croma ao ser polimerizada
(D) Resina composta micro-híbrida   ( ) Intensidade

As questões de proposições múltiplas (somatórias) de 2.18 a 2.23 contêm, no máximo, seis proposições numeradas: 1, 2, 4, 8, 16, 32. A resposta correta é a soma dos números associadas às proposições verdadeiras. Caso verifique que todas as proposições são falsas, você deverá marcar como resposta dois zeros (00).

Questão 2.18. Dentre os fatores que dificultam a obtenção de excelência em restaurações adesivas diretas em dentes anteriores podemos destacar:

(1) A variedade de marcas comerciais e as diferentes cores de resinas de uso direto são muito pequenas.

(2) As resinas compostas de uso direto apresentam instabilidade de cor.
(4) A execução dessas restaurações exige conhecimentos básicos, muito treinamento prévio e uma boa dose de senso artístico.
(8) Essas restaurações devem ser concluídas em uma única sessão clínica.
(16) As etapas mais difíceis e desafiadoras na confecção de restaurações adesivas diretas são aquelas referentes à determinação dos detalhes de forma, superfície e o polimento final.

Questão 2.19. Em relação ao diagnóstico de lesões cariosas primárias e as diferentes possíveis decisões de tratamento das lesões cariosas, localizadas nas superfícies proximais dos dentes anteriores, podemos afirmar:

(1) O diagnóstico dessas lesões é, em geral, dificultado pela presença do dente adjacente.
(2) Dependendo do estágio em que forem descobertas, essas lesões podem estar restritas ao esmalte ou já terem alcançado a dentina.
(4) As lesões podem estar ativas ou estacionadas.
(8) Estando em atividade, o processo evolutivo dessas lesões pode ser extremamente lento, lento ou rápido.
(16) As lesões ativas em esmalte não necessitam de intervenção restauradora.
(32) As lesões cariosas proximais com extensão dentinárias e visíveis radiograficamente, embora freqüentemente sejam ativas, também poderão estar estacionadas.

Questão 2.20. Sobre a seleção das resinas compostas podemos afirmar:

(1) As resinas de micropartículas são as mais resistentes aos impactos.
(2) As resinas de micropartículas são recomendadas para restaurar ângulos incisais.
(4) As resinas de micropartículas são usadas para reproduzir a dentina.
(8) As resinas de micropartículas são empregadas para reproduzir o esmalte e as suas características de lisura e brilho.
(16) Resinas de diferentes fabricantes não podem ser utilizadas em uma mesma restauração.

Questão 2.21. Dentre as vantagens da execução de biséis ou chanfrados em dentes anteriores a serem restaurados com resina composta de uso direto, podemos afirmar que:

(1) Possibilitam, geralmente, a obtenção de melhores resultados estéticos.
(2) Quanto maiores forem os biséis, mais fácil será a obtenção de bons resultados estéticos.
(4) Criam, geralmente, linhas de término bem-definidas e isso ajuda o operador na hora de realizar o acabamento e polimento da restauração.
(8) A linha de término definido pelo bisel ou chanfrado evita, geralmente, que as restaurações apresentem sobrecontornos exagerados.
(16) Quanto menores forem os biséis, mais fácil será a obtenção de bons resultados estéticos.

Questão 2.22. Em relação ao emprego de algum tipo de matriz para restauração de dentes anteriores, podemos afirmar:

(1) Para cavidades de Classes III e IV, não é recomendável o uso de matriz.
(2) Qualquer que seja a matriz selecionada, é conveniente que esta seja previamente recortada de acordo com o tamanho do dente.

(4) As matrizes podem ser inseridas antes ou após a etapa do condicionamento ácido do esmalte e da dentina.
(8) O tipo de matriz a ser empregado pelo operador depende do tipo de cavidade a ser restaurada e da preferência do operador.
(16) Para cavidades de Classe III, as matrizes plásticas transparentes são as mais recomendadas.

> **Questão 2.23.** Dentre as vantagens do uso de um molde de silicona na etapa de inserção das resinas compostas, em restaurações de dentes anteriores fraturados, podemos destacar:

(1) Cria um anteparo definido para a inserção do primeiro incremento de resina referente ao esmalte vestibular.
(2) Facilita a determinação da espessura de resina referente ao esmalte palatal.
(4) Não permite ao operador antever o comprimento do dente.
(8) Dificulta a criação dos mamelões.
(16) Facilita a definição da superfície palatal da restauração.

Parte 3

Leia com a atenção o texto em inglês e procure responder as 4 questões referentes. Mesmo que você ache que não tem bom inglês, tente ler o texto e você poderá se surpreender. O texto a seguir foi retirado da revista *Pract Periodont Aesthet Dent* (referência número 28) e foi escrito por um dos maiores especialistas do mundo em Odontologia Estética.

"Shade selection must be performed prior to rubber dam isolation, since tooth dehydration results in an elevated value and may cause the selection of incorrect shade. Prior to shade selection, the teeth must be cleaned with a proohy cup and a slurry of pumice and 2% to 4% chlorhexidine. If the tooth presents with severe discoloration or extensive structure loss, a sound central or lateral incisor may be used as a reference for shade selection. A "blinder" – a small piece of neutral gray cardboard with a cut-out in its center of the size of maxillary central incisor – can be used as a practical adjunct in shade selection. The "blinder" is held against the dentition with the tooth visible through the cut-out portion; any color interference is eliminated. Since most composite resins are coded according to the Vita shade guide (Vident, Brea, CA), the following steps should be followed for proper shade selection:

– The shade guide must be rearranged according to the value (from B1 to C4) and divided into three-thirds by imaginary lines. With the aid of a color-corrected shade selection ligth, the third closest in value to the tooth used as a reference is selected.

– The basic hue of the tooth, best seen in the middle and cervical thirds, is sected according to the shade guide: A (brown), B (yellow), C (gray), and D (red).

– Horizontal and vertical imaginary lines are pictured along the thirds of the clinical crown for the purpose of compartmentalizing the surface area. This provides an improved visual access to the intricate polychromatic characteristics of each area of the crown.

– Subtle or striking chroma variations can be perceived for each section. The cervical third generally presents a higher chroma (more saturated hue) than the middle third.

– Maverick colors, hypoplastic spots, and mottled enamel contribute to a pleasing hue varation and must be observed.

– A schematic drawing, depicting the four-dimensional color pattern of a tooth, should be used as a reference for the reconstructive stage, particularly in cases of severely impaired teeth."

Questão 3.1. Em relação ao objetivo do texto, é correto afirmar que:

(a) Preocupa-se em ensinar a melhor forma de se identificar e registrar detalhes anatômicos de dentes anteriores superiores.
(b) Trata da seleção da cor de dentes a serem restaurados com porcelanas.
(c) Trata da seleção da cor de dentes a serem restaurados com resinas compostas.
(d) Ensina a correlacionar a cor com os diferentes tipos de escalas de cores disponíveis no mercado.
(e) Deixa claro que a seleção da cor é um procedimento simples e rápido de ser executado.

Questão 3.2. Assinale, de acordo com o texto, a alternativa **correta.**

(a) A seleção da cor deve ser executada antes da seleção do tipo de resina a ser utilizada.
(b) Caso o dente se apresente com descoloração severa ou perda extensa de estrutura dental, um incisivo central ou lateral pode ser utilizado como referência na seleção de cor.
(c) A seleção da cor deve ser feita antes do isolamento com o dique de borracha, visto que a desidratação do dente resulta em diminuição do valor e isto pode levar a uma escolha incorreta da cor.
(d) Antes da seleção da cor, os dentes devem ser limpos com um jato de bicarbonato de sódio.
(e) Um pequeno pedaço de papel verde com um corte no centro pode ser usado como recurso auxiliar na seleção de cor.

Questão 3.3. Assinale, de acordo com o texto, a alternativa **incorreta**.

(a) A seleção da cor deve ser executada após a limpeza dos dentes.
(b) Um pequeno pedaço de papel cinza neutro com um corte no centro, do tamanho de um incisivo central superior pode ser utilizado como recurso auxiliar na seleção de cor.
(c) A guia de cor deve ser disposta de acordo com o matiz (de B1 a C4) e dividida em três terços por linhas imaginárias.
(d) O matiz básico do dente é observado melhor nos terços médio e cervical.
(e) Linhas imaginárias devem ser desenhadas ao longo dos terços da coroa clínica, com o objetivo de proporcionar melhor acesso visual às complexas características policromáticas de cada área da coroa.

Questão 3.4. Assinale, de acordo com o texto, a alternativa **incorreta**.

(a) O terço cervical dos dentes, geralmente, apresenta um valor mais alto.
(b) A letra B da escala de cores representa amarelo–laranja.
(c) A letra A da escala de cores representa vermelho–marrom.
(d) A letra D da escala de cores representa cinza–rosa.
(e) A letra C da escala de cores representa cinza–verde.

16. Respostas

Parte I

 Questão 1.1.

HORIZONTAIS: (1) Adesão; (2) Dor; (3) Ácido; (5) Adesivo; (6) Dentística; (7) Dentina; (8) Polpa.
VERTICAIS: (4) Primer; (9) Sangue; (10) Polimento; (11) Camada híbrida; (12) Polimerização.

 Questão 1.2.

(1) Matiz, (2) Diastema, (3) Resina, (4) Luz, (5) Dentina, (6) Amarelo, (7) Esmalte, (8) Valor, (9) Matriz.

 Questão 1.3.

```
AKLOACIDOGHHHERIOWVDORNAAOSLRESIA
ADIAEFREPRIMERTRRESINASDERLUZZWVALOR
DNMILOJFSAPOLIMENTOKMYUGPOMATIZNRD
ELOEMACORESLENSAIORESTAURADORNDERM
SALAMADENTINARIANIRBESNYUREADESIVOOI
AMDALESAOATIVABVDAOLESAOINATIVAMSOPS
OAETLAMSELOUFRNJUTMOCONTRACAOMIOL
OPAILOARTENMORLOTFELICIDADESMDERSAGL
LIOLIOUPOLIMENTOYTLOUNHTRFVBHFFLUOR
PLDADIASTEMALORTKOYTRDENTISTICANMOP
HZPLAIOACLASSEVMYTREVESTIBULARNMRTAP
BIAMOLDAOPRVBGRMUTGOPARGGSBRMPOSS
```

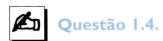
Questão 1.4.

```
AVEXUROLAVNDOPVHIBRIDAKNMESAZCCBISELMMVSILEVBROCA
HLAPPESCALADECORESSDESRFIBRSANISERNBRESCKFDMATIZLICV
FRIOTQLGYELESDRELESLESAOATIVAHDSEINCISALNUMEIDENTINA
LOTODFADFSASEEDFNSSDAORESTAURAUOTQWCOCITSONGAID
LOPYBVDIEHISBIAASIRESMALTEARTIFICIALBRBIABBLLUZNATURAL
DEFFSLWEVHUIYRFAATATAPNKYUHAAOFREADSACGIHDIASTEMA
GKSSPSCROMASGPSOFSIFOOUAAJAOCFERTYHJOLSINDIRETASSAG
KSSPSPSOSMICROPARTICULASIUNATSESSATUCLASSEIVSGKSSPOREL
PSPSOSLCLASSEIIISSPSPSOSGKSSPSNSUOAQNSIEAEISEPOLIMTVFDE
LUZARTIFICIALSSPSPSOSGSPSPSOYIJOAAREDAAVLIVIVLVVVDIRETAS
VLINDADESAOOVAVINTENCIDADESTSPAITATORSPLGKPROPEIORZ
BGTTERKHDOMACROPARTICULASSSDERUTIELIOPACIFICACAOIA
FXSOLTREVAOMAPACROMATICOKLOREIWASIOVPAREJDKEOEPIFA
VENSAIORESTAURADORRRESJACFERTYHJOLJACFERAYAIILOYTHHA
OLASADLOVRESTAURACOESINDIRETASMERINFHTFUNDOESCURO
MGTEHICOSMDURELKJTRANSPARENCIAINCISALLODOAUJKDAIOR
```

Parte 2

Questão 2.1.

(b) O diagnóstico delas é, geralmente, dificultado pela presença do dente adjacente e pelas diminutas dimensões dessas superfícies.

Questão 2.2.

(e) A decisão restauradora, em relação a essas lesões, só deve ser tomada após a obtenção de uma segunda radiografia que comprove o estado evolutivo ativo da lesão.

Questão 2.3.

(c) As resinas de micropartículas são, em geral, empregadas superficialmente para reproduzir o esmalte e as suas características de lisura, brilho e transparências.

Questão 2.4.

(c) Na escolha das cores, devem ser considerados os casos mais desafiadores e aqueles relativamente mais simples.

Restaurações Adesivas Diretas, com Resinas Compostas, em Dentes Anteriores **129**

 Questão 2.5.

(d) A limpeza dos dentes não interfere no processo seletivo das cores.

 Questão 2.6.

(e) A realização de um bisel nem sempre e necessária, mesmo quando se tratar da restauração de um dente anterior fraturado.

 Questão 2.7.

(e) Os desgastes necessários para a confecção de biséis e chanfrados tornam as restaurações irreversíveis.

 Questão 2.8.

(e) O tempo de vida útil delas pode ser da ordem 5 a 10 anos, dependendo de fatores como tipo de paciente, operador e material.

 Questão 2.9.

(d) Elas são mais indicadas quando o defeito é pequeno, supragengival e envolver, preferencialmente, um ou alguns dentes.

 Questão 2.10.

(b) Por não envolver o condicionamento ácido dos substratos dentais, ele, geralmente, é fácil de ser removido.

 Questão 2.11.

(b) Para facilitar a visualização de detalhes de forma, textura e contorno, é extremamente importante a observação dos dentes por vários ângulos.

 Questão 2.12.

(c) A decisão restauradora em relação a uma lesão cariosa primária, algumas vezes, poderá levar mais que um ano, até que o diagnóstico possa ser definido.

 Questão 2.13.

(d) O emprego de algum tipo de matriz depende do tipo de cavidade a ser restaurada, do treinamento prévio e da preferência do operador.

Questão 2.14.

(a) As mesmas matrizes recomendadas para as cavidades de Classe III também podem ser utilizadas para as cavidades de Classe IV e dentes anteriores fraturados.

 Questão 2.15.

(a) Um gel de ácido fosfórico na concentração de 30 a 37,5% só deve ser aplicado sobre dentina vital de cavidades rasas e médias.

 Questão 2.16.

(c) Em restaurações de dentes anteriores fraturados, é melhor iniciar a inserção da resina pela porção equivalente ao esmalte palatal.

 Questão 2.17.

(A) O nome da cor
(B) Croma
(C) Resina composta de micro partículas
(D) Resina composta micro híbrida

(A) Matiz
(D) Aumenta o croma ao ser polimerizada
(C) Diminui o croma ao ser polimerizada
(B) Intensidade

 Questão 2.18.

Resposta: 22

 Questão 2.19

Resposta: 63

 Questão 2.20

Resposta: 8

 Questão 2.21

Resposta: 15

 Questão 2.22

Resposta: 30

 Questão 2.23

Resposta: 18

Parte 3

 Questão 3.1.

(c) Trata da seleção da cor de dentes a serem restaurados com resinas compostas.

 Questão 3.2.

(b) Caso o dente se apresente com descoloração severa ou perda extensa de estrutura dental, um incisivo central ou lateral podem ser utilizados como referência na seleção de cor.

 Questão 3.3.

(c) A guia de cor deve ser disposta de acordo com o matiz (de B1 a C4) e dividida em três terços por linhas imaginárias.

 Questão 3.4.

(a) O terço cervical dos dentes, geralmente, apresenta um valor mais alto.

Este livro foi impresso na
LIS GRÁFICA E EDITORA LTDA.
Rua Felício Antonio Alves, 370 – Bonsucesso
CEP 07175-450 – Guarulhos – SP – Fax.: (11) 6436-1538
Fone. (11) 6436-1000 – e-mail: lisgrafica@lisgrafica.com.br